Seidenfaden Qigong

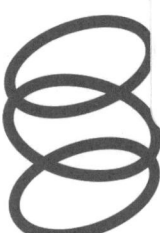

AF194864

Edition Drei Säulen

Seidenfaden Qigong

Entwicklung der Lebenskraft

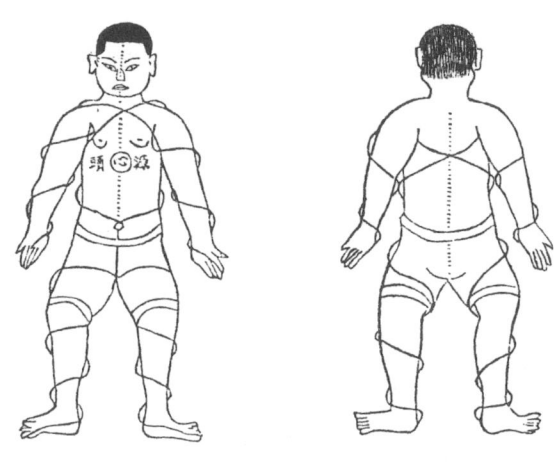

Yürgen Oster

Bibliografische Information der Deutschen Nationalbibliothek Die Deutsche Nationalbibliothek verzeichnet diese Publikation in der Deutschen Nationalbibliografie; detaillierte bibliografische Daten sind im Internet über www.dnb.de abrufbar.

2. verbesserte Auflage
© 2021 Yürgen Oster, Puerto de la Cruz, Teneriffa, Spanien
Herstellung und Verlag:
BoD – Books on Demand, Norderstedt
ISBN 978-3-754-336-663

Inhalt

Einleitung

Dieses umfangreiche Programm enthält grundlegende Informationen, die jeder Schüler und Lehrer jedweder Schule der Inneren Selbstkultivierung kennen sollte, um das Innere Qi wirklich zu verstehen und anwenden zu können. Ganz gleich, ob man eine der Inneren Kampfkünste Taijiquan, Baguazhang und Xingyiquan oder Qigong übt, sind die hier aufgeführten Techniken ein essentieller Anteil der täglichen Praxis. Es ist alles leicht verständlich. Der Kern der in diesem Büchlein beschriebenen Übungen ist mir seit Anfang meiner Taijiquan und Qigong Laufbahn vertraut. Mit der Zeit fanden sich Erweiterungen und eine klare Gliederung. Ziel der Seidenfaden-Übungen ist eine Entwicklung des inneren Qi, in den Organen und Leitbahnen, sowie des schützenden äußeren Qi. Die chinesischen Begriffe werden im Anhang erläutert. Das Buch ist durchweg ziemlich trocken. Es werden Bewegungen beschrieben, die auch noch sehr ähnlich sind. Selbst die statischen Bilder scheinen sich zu wiederholen. Deshalb habe ich zu allen Übungen kurze Videos aufgenommen und im Internet für Sie bereitgestellt. Ein Link am Ende dieses Kapitels führt direkt zu allen Filmen.

Ich empfehle, vor dem Seidenfaden-Qigong einige Lockerungs- und Dehnübungen zu machen. Gehen Sie schrittweise und ruhig vor, auch wenn Ihnen die ersten Übungen einfach erscheinen. Steigern Sie nach und nach die Übungszeit. Wenn Sie zu den fortgeschrittenen Übungen der Qi-Spirale vorgedrungen sind, sollten Sie auch regelmäßig die einfachen Kreise wiederholen.

Jede Bewegung basiert auf einem stabilen Stand. Es heißt, „die Bewegung wurzelt in den Füßen, steigt auf in den Beinen, wird gelenkt von den Hüften und nach außen geführt von Armen und Händen". Deshalb soll den Füßen große Beachtung geschenkt werden. Ist der Stand nicht fest, wird die Bewegung haltlos. Die Hüfte ist wie ein kreisendes Rad, geht die eine Seite vor, dann geht die andere zurück. Schultern, Arme und Hände sollen immer gelöst und entspannt sein. Weder lasch noch angespannt, wie die Saite einer Violine, in der richtigen Stimmung.

Zum Schluss mache ich Sie mit stehender und sitzender Meditation bekannt. Letztlich ist alles in diesem Büchlein Meditation. Wozu man das praktizieren soll? Die Antwort findet sich, indem man es macht. Es ist nicht immer einfach, aber das ist Schwimmen lernen auch nicht.

Link zu den Videos: https://www.innerqi.net/sf/

Die drei Kreise

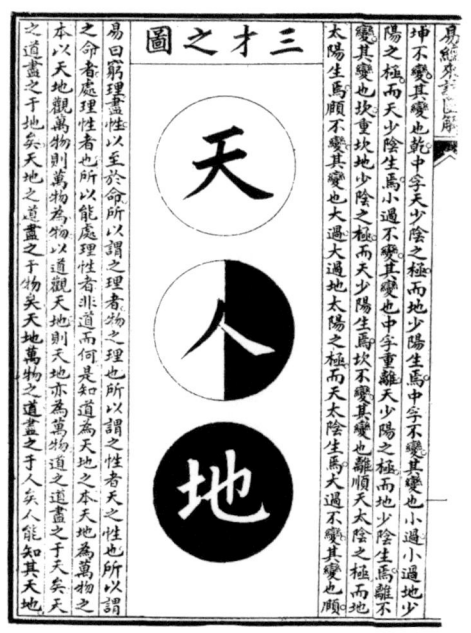

Ausgangsposition ist Ma Bu, als würde man auf einem Pferd sitzen. Da wir hier Qi Gong machen und kein Gong Fu, genügt ein kleiner Ma Bu. Die Füße stehen parallel, ungefähr 2 Fußlängen auseinander, die Haltung ist sitzend. Um einen ordentlichen Ma Bu einzunehmen, gilt es Folgendes zu beachten:

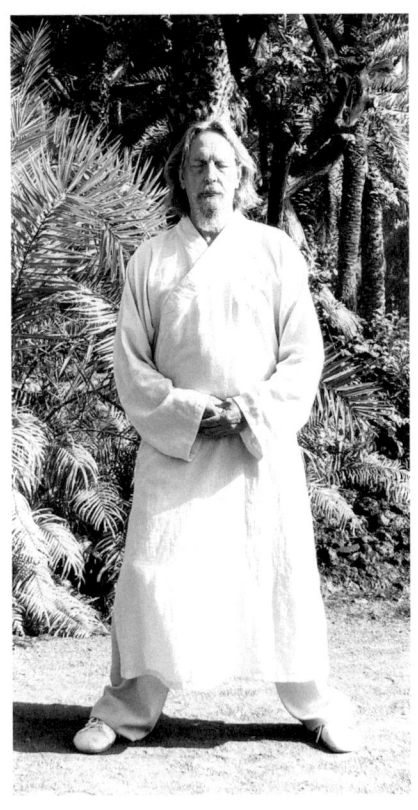

Nachdem man die Füße weit genug auseinander gestellt hat, dreht man die Oberschenkel nach außen, damit die Knie über die Füße kommen. Der Unterschenkel steht demnach senkrecht. Die sitzende Haltung beginnt im Hüftgelenk. Hier gehört ein ganz großes Ausrufezeichen hin. Um das Gewicht nicht auf die Außenkante der Füße zu drücken, drehen die Waden wieder nach

innen, sodass man sich auf bzw. in den Boden ge-
schraubt fühlt.

Beobachten Sie ganz genau, was Sie tatsächlich machen. Selbst langjährig Geübte beginnen oft mit dem
Fußgelenk, beugen dort zuerst und schieben damit die
Knie nach vorne. Das ist vollkommen falsch und führt
langfristig zu Problemen. Richtig ist es, nachdem die
Knie nach außen geschoben wurden, im Hüftgelenk
zu beugen, ohne mit dem Oberkörper nach vorne zu
lehnen oder das Gesäß nach hinten zu schieben. Ich
empfehle, dies durch fleißiges Hocken zu üben.

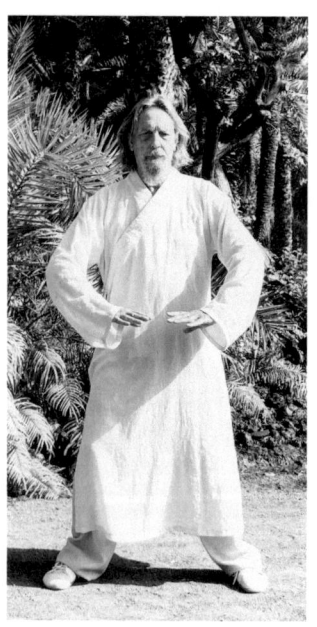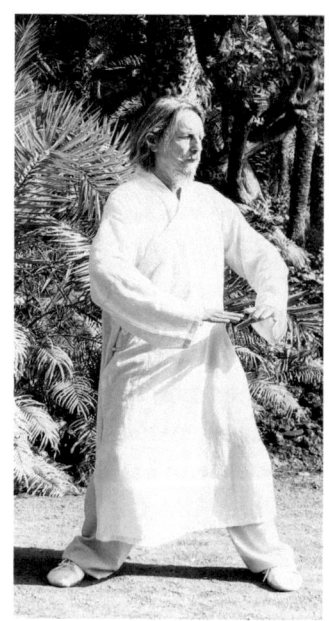

Erde

Sie beschreiben mit beiden Händen horizontale Kreise in Hüfthöhe, als würden Sie über eine Tischplatte wischen. Zuerst schiebt man links raus und kommt rechts ein. Nach acht langsamen, ruhigen Kreisen wird die Richtung geändert.

Der Oberkörper wird dabei mitgedreht, maximal 45 Grad nach links und rechts, die Beine bleiben ruhig und fest. Die Arme schieben deutlich und mit spürbarer Kraft vor und ziehen ebenso spürbar zurück, ohne

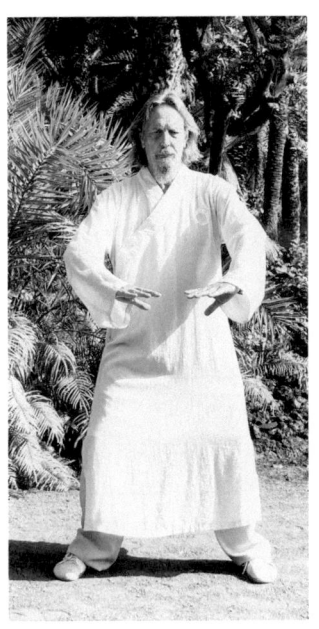 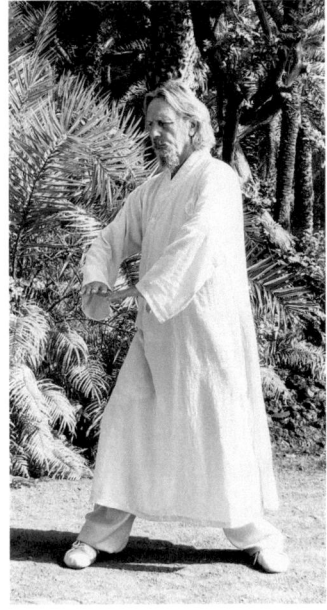

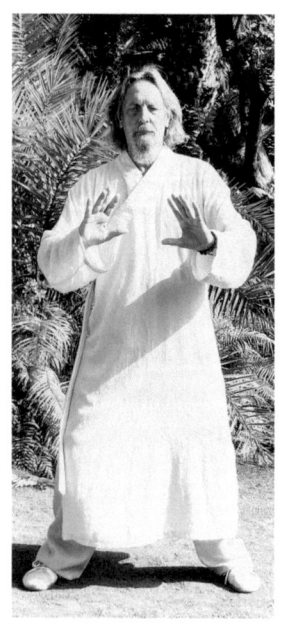
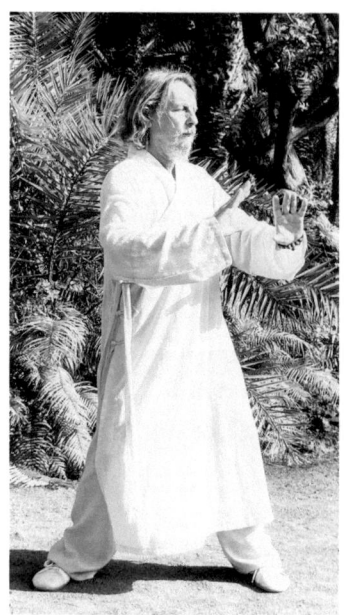

Anspannung. Die Schultergelenke und Ellbogen werden bewusst in die Bewegung einbezogen.

Mensch

Ausgangsposition ist wieder Ma Bu. Die Hände werden in Hüfthöhe gehalten, mit den Handflächen nach vorne, Fingerspitzen nach oben. Nun dreht der Oberkörper wie bei der vorherigen Übung leicht nach links, wobei die Hände langsam hoch geschoben werden. Wenn der Oberkörper wieder nach rechts dreht und nach vorne ausgerichtet ist, haben die Hände den Höhepunkt eines vertikalen Kreises vor dem Körper erreicht

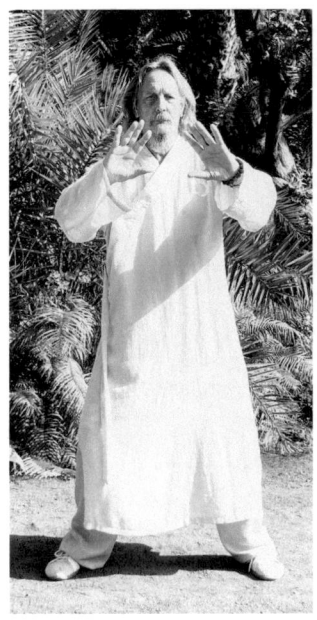 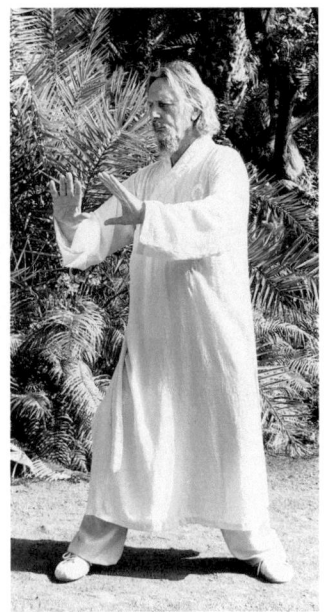

und befinden sich ungefähr in Kopfhöhe. Weiterdrehen nach rechts und die Hände langsam im Bogen nach unten ziehen. Dabei in den Hüften nachgeben, um einen tieferen Sitz einzunehmen. Wenn die Hände dann links wieder aufsteigen kann man sich auch aus dem Sitz etwas aufrichten.

Auch hier werden die Arme kraftvoll bewegt, als würden die Hände tatsächlich mit etwas Druck zum Beispiel über eine Wand streichen. Nach mindestens acht langsamen, ruhigen Kreisen wird die Richtung geändert.

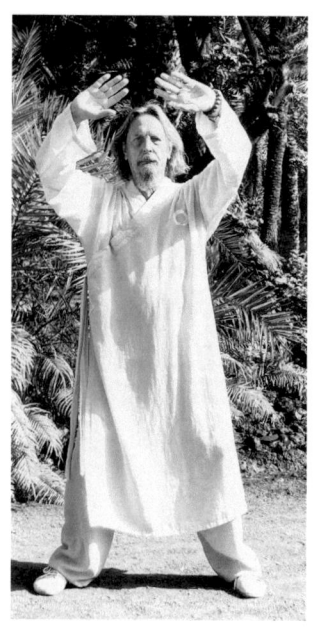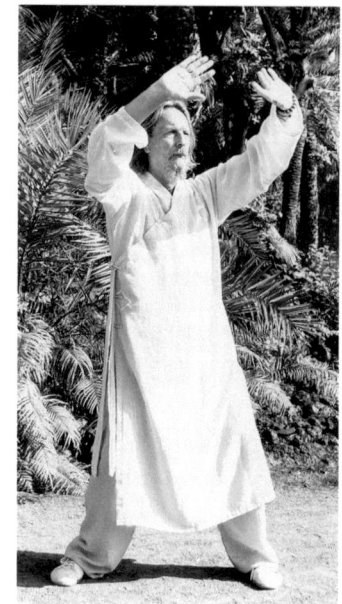

Himmel

Ausgangsposition ist Ma Bu.

Die Arme werden bis über den Kopf gehoben, die Handflächen leicht zum Himmel weisend. Nun werden wieder Kreise gezogen. Nach links drehend beginnen, dann nach hinten und rechts wieder zurück kommen. Bei den himmlischen Kreisen muss man besonders darauf achten, die Beine fest und ruhig zu halten und nur im Becken und mit den Armen die Bewegungen auszuführen.

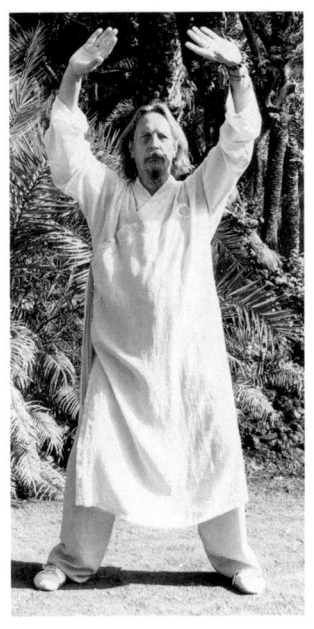 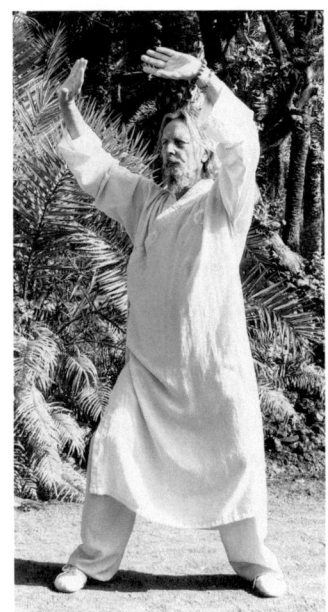

Nach mindestens acht langsamen, ruhigen Kreisen wird die Richtung geändert.

Die Kreise mit Gewichtsverlagerung

Nachdem Sie diese drei Kreise geübt haben und sicher beherrschen, können Sie zu einer erweiterten Bewegung über gehen. Wir ändern die Ausgangsposition in Gong Bu oder Bogenschritt. Das ist ein großer Schritt nach vorne. Wir beginnen mit dem linken Bein. Das Gewicht wird zu ca. 60 bis 70 Prozent auf das vordere linke Bein verlagert. Das Knie ist gebeugt, im Idealfall ist der Oberschenkel annähernd horizontal, der Unterschenkel vertikal. Das hintere, rechte Bein ist fast gerade, leicht gebeugt und das Knie wird nach außen gehalten. Der Fuß steht um 45 Grad schräg. Der Oberkörper richtet sich nach vorne.

Zunächst sollte die Gewichtsverlagerung geübt werden. Dabei kann man durchaus mit den Armen schon die vorher geübten Kreise beschreiben, legt aber noch nicht so viel Aufmerksamkeit darauf. Beginnen wir mit dem horizontalen Erdkreis.

Das Gewicht vorne auf dem linken Bein, die Hände befinden sich in Hüfthöhe, die Arme leicht gestreckt. Während das Gewicht auf das hintere Bein verlagert wird - die Bewegung wird gleich näher beschrieben - kommen die Hände an den Unterbauch. Der Rumpf dreht sich dabei etwas nach rechts. Dann werden die Arme langsam gestreckt und das Gewicht wieder nach vorn verlagert.

Die Gewichtsverlagerung

Sie beginnen in der rechten Hüfte, indem Sie in das Gelenk hinein sinken. Machen Sie das langsam und aufmerksam, zunächst nur diese kleine Bewegung, um ein Gefühl dafür zu entwickeln. Dabei rotieren Sie den Oberschenkel leicht nach außen, damit das Knie wieder in die Richtung der Fußspitze zeigt. Becken und Oberkörper folgen dieser Drehung und zum Ende der Gewichtsverlagerung zeigt die Körpermittelachse - Nasenspitze, Brustbein, Bauchnabel - um ca. 45 Grad nach rechts.

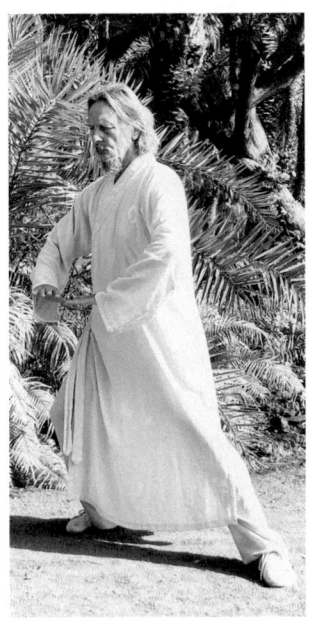 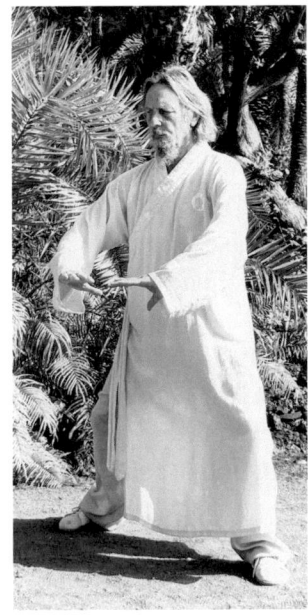

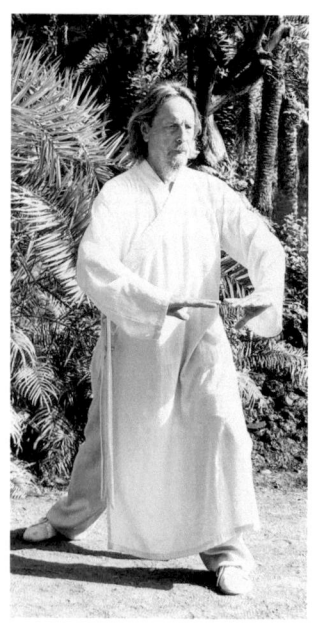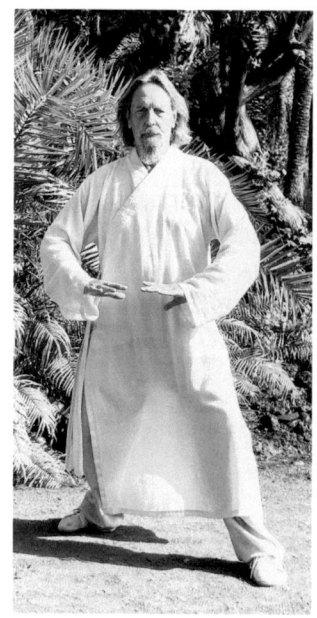

Da wir einen Kreis beschreiben wollen, können Sie nun nicht einfach auf dem gleichen Weg wieder zurück pendeln. Sinken Sie noch etwas in dem rechten Hüftgelenk und beginnen den Oberkörper nach links zu drehen. Hierbei wird auch der linke Oberschenkel nach außen bewegt. Das alles geschieht fast von allein, wenn Sie es zulassen. Mit der Drehung gelangt das Gewicht wieder auf das vordere, linke Bein. Die Körpermittelachse zeigt wieder nach vorne, in die gleiche Richtung wie der linke Fuß.

All diese hier beschriebenen Bewegungen sind klein, keine gewaltigen, kräftigen Rucke. Sehr sanft und mit

„Fingerspitzengefühl" muss das ausgeführt werden. So wie Wasser von alleine fließt, so müssen die Kreise der Schwerkraft folgend sich entwickeln, den Beschaffenheiten der Gelenke gerecht werden und sie nutzen. Nichts wird gemacht, alles geschieht.

Achten Sie bei den Kreisen zuerst mehr auf die Gewichtsverlagerung, lassen Sie die Arme einfach locker folgen.

Der Erdkreis

So wie oben die Gewichtsverlagerung beschrieben ist, machen wir den Erdkreis mit dem Gewicht auf dem linken als vorderen Bein beginnend. Die Hände befinden sich in Hüfthöhe, ca. 15 cm vor dem Unterbauch, mit den Handflächen zur Erde. Bei der Drehung und Gewichtsverlagerung nach rechts werden die Arme zunächst weiter gestreckt und zum Ende der Verlagerung wieder nahe an den Unterbauch gebracht. Kommt das Gewicht auf links, beginnt erneut die Streckung. Die Hände sollen mit einem leichten Druck bewegt werden. Vielleicht mit der Vorstellung, unter jeder Handfläche einen Tennisball zu halten und über eine Tischplatte zu rollen.

Wird die Drehrichtung gewechselt, dann verhalten sich die Hüftgelenke, Oberschenkel und der Rumpf ziemlich unverändert. Lediglich die Arme werden nun bei der Verlagerung von links auf rechts zum Unterbauch herangezogen und, während der Drehung mit Gewichtsverlagerung zurück auf links, nach außen gestreckt.

Es ist jedoch sehr interessant, den Unterschied im Inneren des Körpers zu beobachten, je nachdem, ob man nach rechts oder nach links dreht.

Selbstverständlich wird das Gleiche auch mit dem rechten Bein vorne geübt.

Der vertikale Kreis - Mensch

Wenn wir den vertikalen Kreis in der gleichen Ausgangsposition beginnen wie den Erdkreis, also mit dem linken Bein vorne, dann beschreiben die Hände bei der Verlagerung auf rechts die obere Hälfte des Kreises und auf dem Weg wieder auf links den unteren Halbkreis. Die Methode der Gewichtsverlagerung bleibt gleich, ebenso, wenn die Richtung gewechselt wird und die Hände zuerst den unteren und dann den oberen Halbkreis zeichnen.
Mit den Händen etwas Druck ausüben, schieben und ziehen.

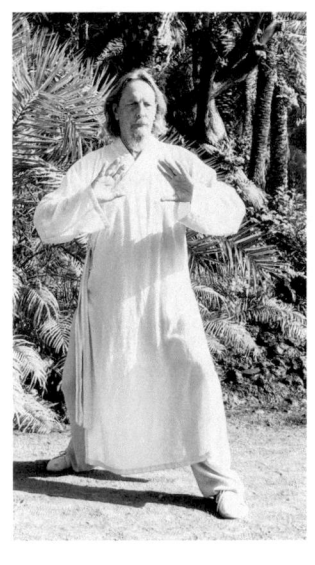 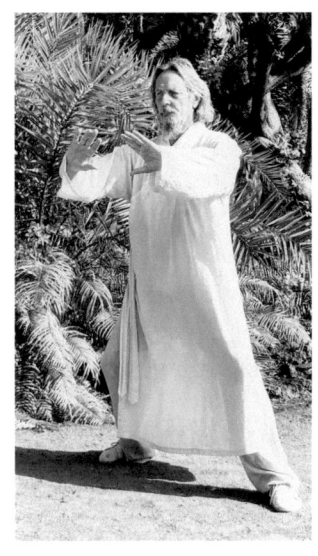

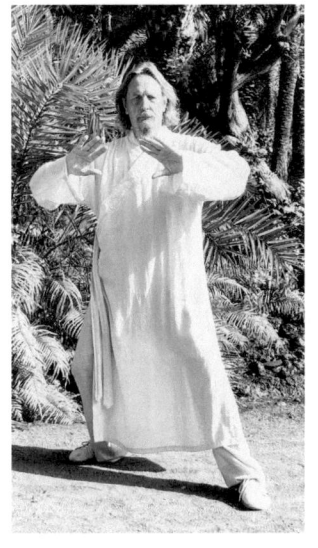 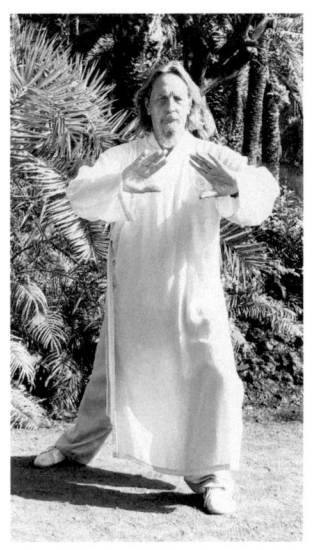

21

Der Himmelskreis

Hier empfehle ich, etwas langsamer und vorsichtiger zu beginnen. Rasch gerät man in ein euphorisches Kreisen, wobei dann die meiste Arbeit in den Fußgelenken geleistet wird. Nehmen Sie die Arme hoch, aber beginnen Sie erst mit der Beinarbeit, mit der wechselnden Gewichtsverlagerung, ohne aktiv mit den Armen zu kreisen. Wenn Sie sich darin sicher und fest fühlen, können Sie damit beginnen, auch die Arme zu kreisen.

Die oben erwähnte Euphorie entsteht durch die gehobenen Arme. Bei großer Freude ist dies eine spontane Geste und umgekehrt wird auch ein Schuh daraus. Merken Sie sich das für Momente, in denen Sie traurig und niedergeschlagen sind. Dann machen Sie die himmlischen Kreise und bald schon geht es Ihnen besser.

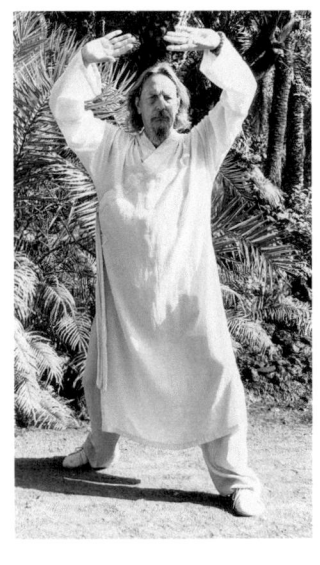
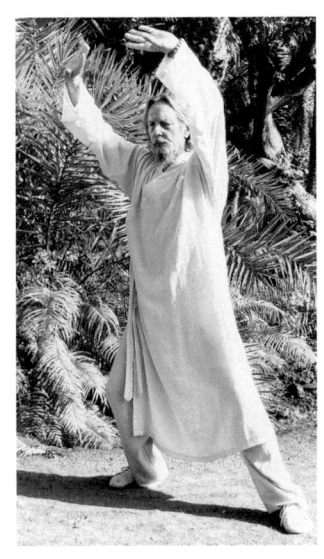
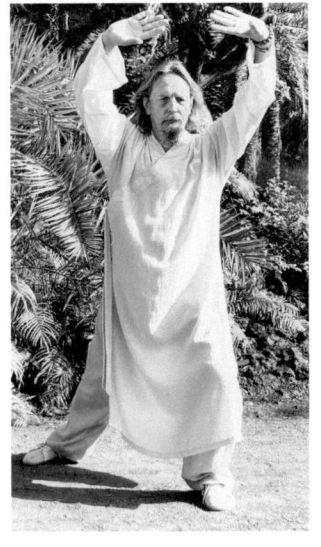
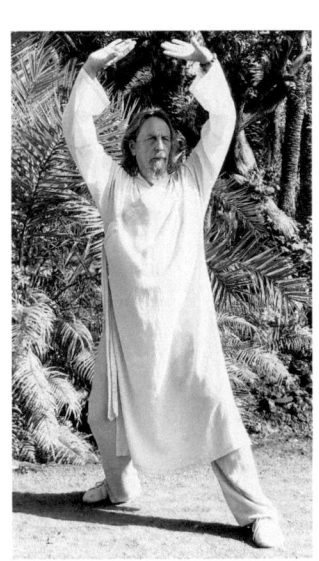

23

Chan Si Gong

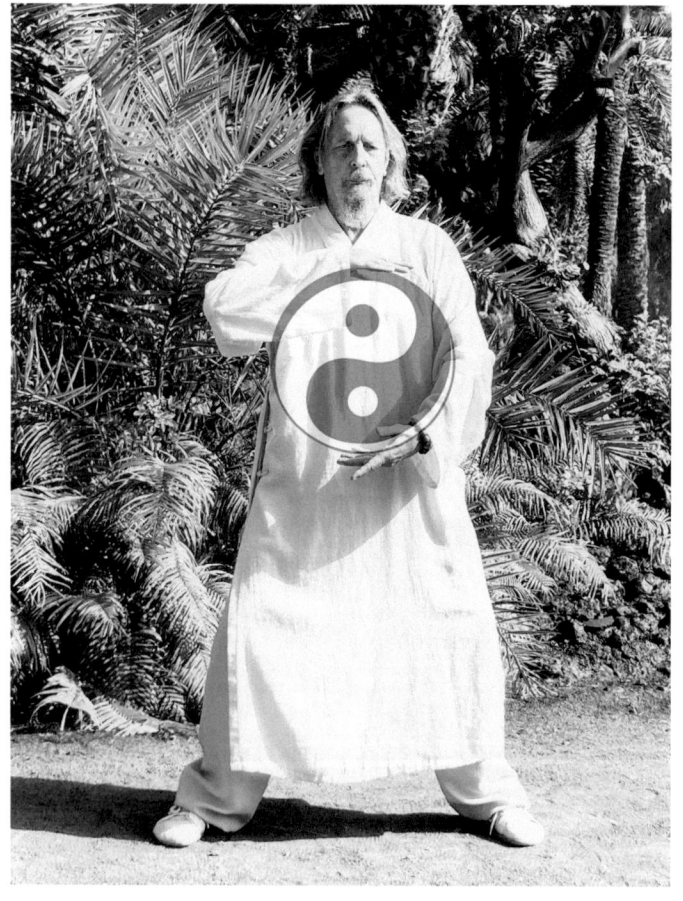

Seidenfaden Basis Programm

Ausgangsposition ist Ma Bu. Wir beginnen mit dem linken Arm, gerundet, Ellbogen nach außen, die Hand mit der Handfläche nach oben vor dem Dan Tian. Die rechte Hand ruht auf dem rechten Oberschenkel.

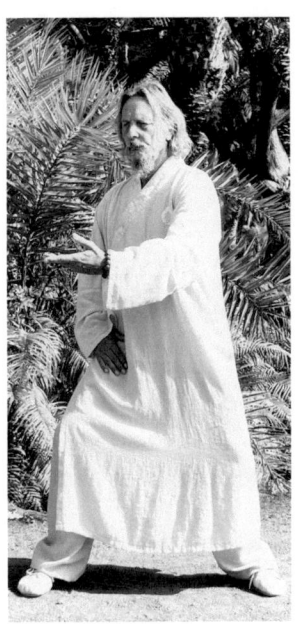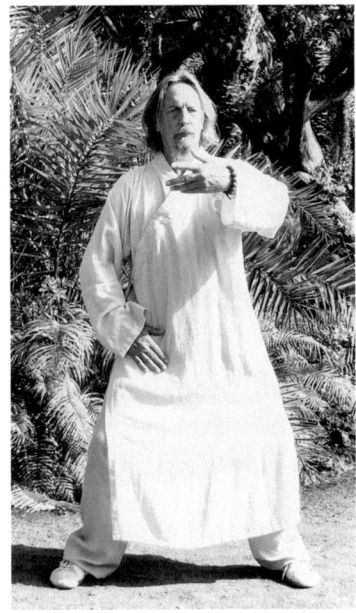

Drehen Sie den Oberkörper leicht nach rechts, die linke Hand schiebt sich ganz natürlich etwas vor und steigt dabei langsam auf. Die Beine bleiben fest, die Knie über dem den Füßen. Die Drehung geschieht vom Becken, nicht vom Oberkörper. Die linke Hand steigt rechts auf bis in Höhe der Brust.

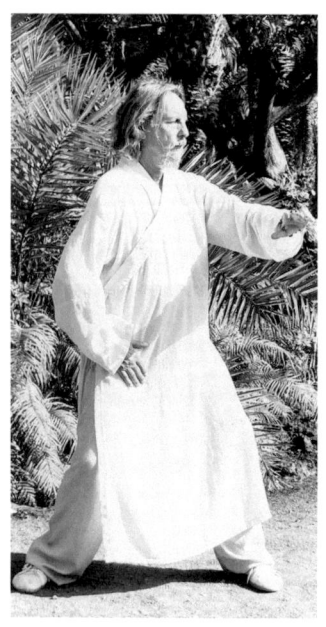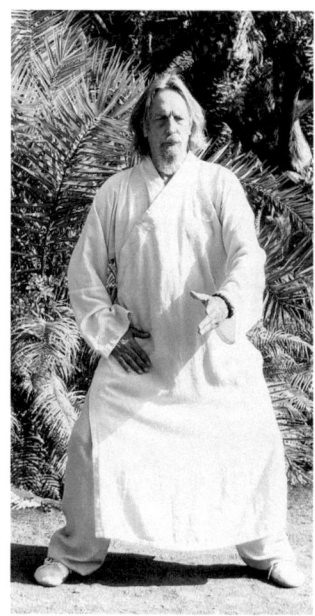

Langsam wieder nach vorne drehen, wobei die Hand weiter steigt bis zum Kinn, maximal bis zur Nase, und der Arm dabei gedreht wird, bis die Handfläche nach unten zeigt.

Die Becken/Rumpfdrehung wird nach links fortgesetzt und die Hand sinkt langsam bis unterhalb der Schulter. Dann drehen Sie wieder nach vorne in die Ausgangsposition. Auch die Hand kommt wieder nach unten vor das Dan Tian. Aufsteigend einatmen und während die Hand sinkt wieder ausatmen.

Die Hand beschreibt bei dieser Bewegung einen Kreis, bleibt aber immer vor der Körpermitte, der gedachten

Linie von Nasenspitze über Brustbein bis Bauchnabel. So könnte man annehmen, die Hand würde lediglich vor dem Körper gehoben und wieder gesenkt, der Kreis entsteht nur durch die Drehung im Becken. Tatsächlich aber macht die Hand diese Kreisbewegung und der Rumpf bewegt sich mit - oder umgekehrt. Alles bewegt sich zusammen, so wie die Instrumente eines Orchesters zusammen spielen. Der Oberarm bleibt entspannt, bewegt sich nicht nach außen sondern bleibt beständig maximal 45 Grad vom Oberkörper abgewinkelt. Der Ellbogen wird nicht angehoben. Der Arm macht während der Drehung eine spiralige Bewegung.

Die Drehung im Becken sollte weich und sanft vonstatten gehen. Die Hüftgelenke sind offen, nachgiebig und federnd.

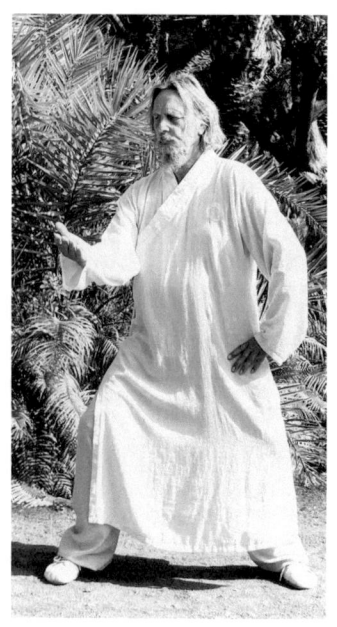 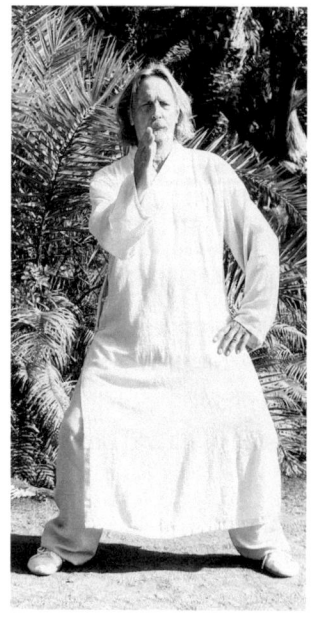

Nach einigen Kreisen wechselt man, lässt die rechte Hand an der rechten Seite aufsteigen und links sinken. Der Oberkörper wird dabei zunächst um ca. 45 Grad nach rechts gedreht und der Arm wird in die gleiche Richtung gestreckt, aber nicht durchgedrückt. Es bleibt eine leichte Beugung im Ellbogen und im Handgelenk. Während Sie nun wieder nach vorne drehen, kommt die Hand hoch und bis vor das Gesicht. Während Sie weiter drehen nach links sinkt die Hand nach unten und wenn Sie wieder nach vorne ausgerichtet sind, befindet sich die Hand vor dem unteren Dan Tian.

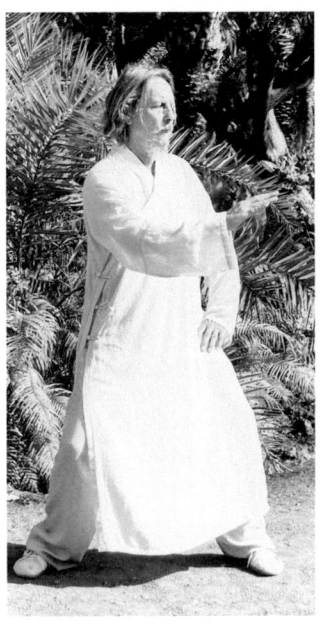 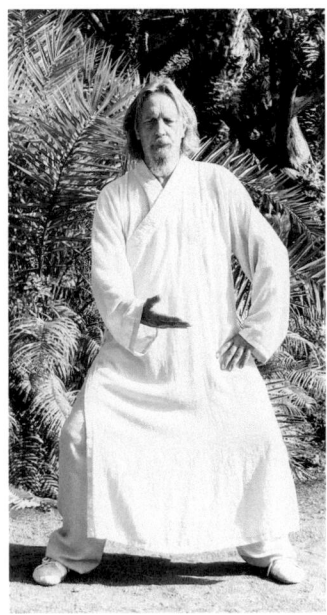

Selbstverständlich macht man das Gleiche auch mit dem linken Arm.

Bei der ersten Variante, recht Arm steigt rechts auf, bzw. rechter Arm steigt links auf, wird Qi nach innen geführt und ist deshalb Yin.

Steigt der linke Arm links auf bzw. der rechte Arm rechts, dann wird Qi nach außen geführt und die Bewegung ist Yang.

Kreise mit Gewichtsverlagerung

Die Ausgangsposition ist wieder Gong Bu und die Gewichtsverlagerung findet auf die gleiche Weise statt wie bei den vorherigen Übungen, den drei Kreisen. Nun können wir acht Variationen spielen.

Linkes Bein vorne

> linker Arm steigt rechts auf
> rechter Arm steigt links auf
> linker Arm steigt links auf
> rechter Arm steigt rechts auf

Rechtes Bein vorne

> rechter Arm steigt links auf
> linker Arm steigt rechts auf
> rechter Arm steigt rechts auf
> linker Arm steigt links auf

Beispiel: Rechtes Bein vorne, linker Arm steigt rechts auf.

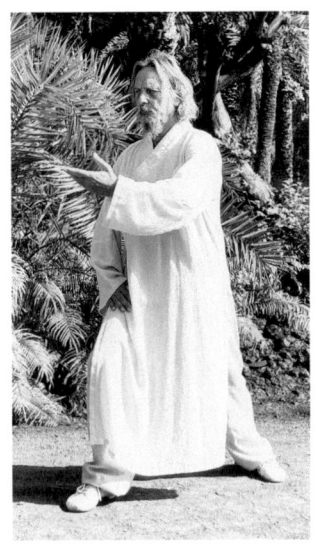
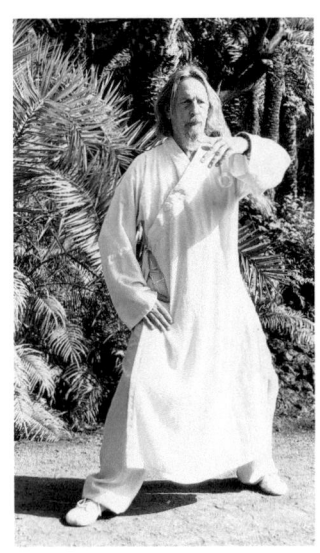
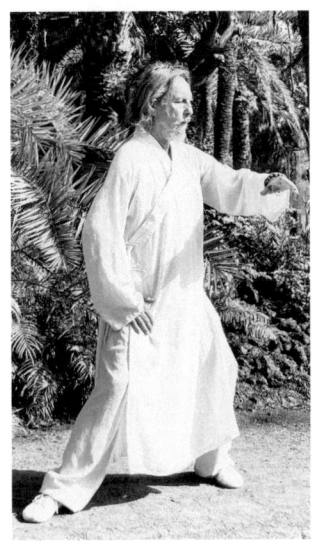
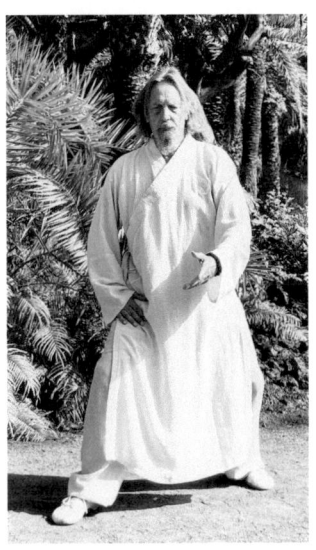

Beispiel: Rechtes Bein vorne, rechter Arm steigt rechts auf

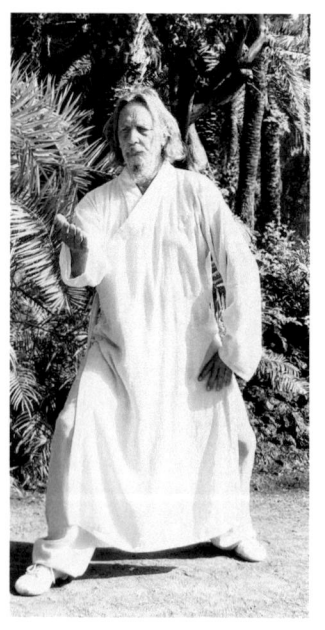 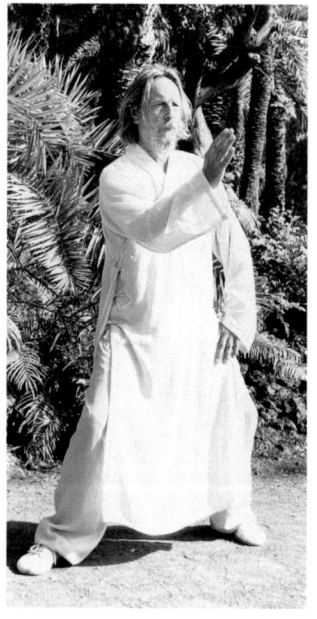

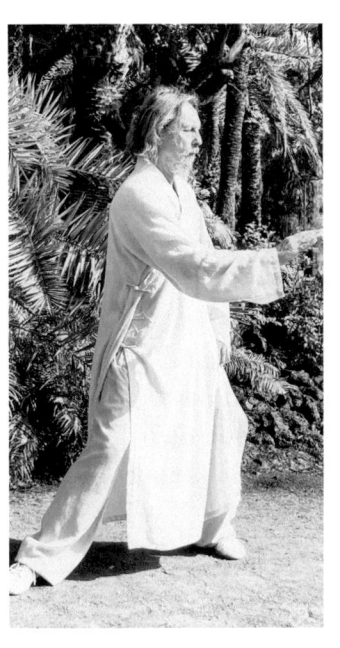 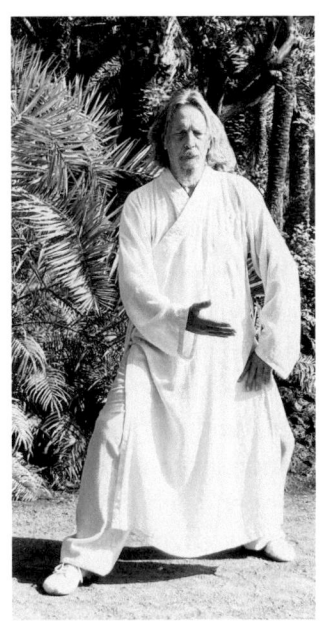

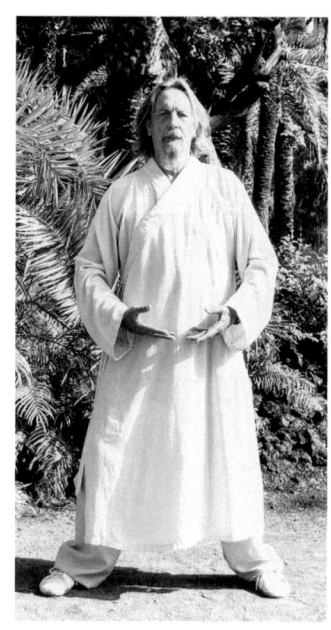

Beidhändige Kreise

Hat man die einarmigen Bewegungen verstanden und durch regelmäßige Übung verinnerlicht, kann man zu den beidhändigen Kreisen über gehen. Im Grunde handelt es sich um Kombinationen und Variationen. Wir beginnen wieder in Ma Bu und mit den Yin-Kreisen. Beide Hände befinden sich vor dem Dan Tian, Handflächen nach oben, linke Hand über der rechten. Wir beginnen die Bewegung, indem sich beide Hände etwas kreuzen und vor der Körpermitte aufsteigen. Bei

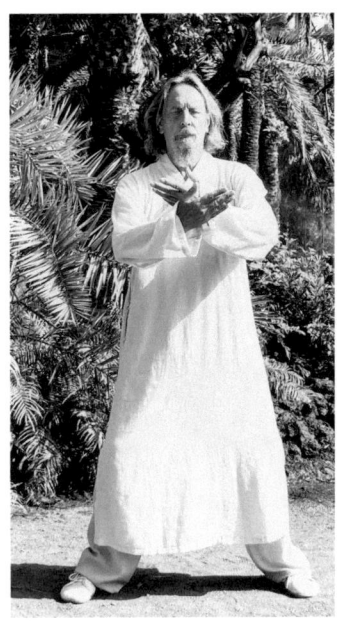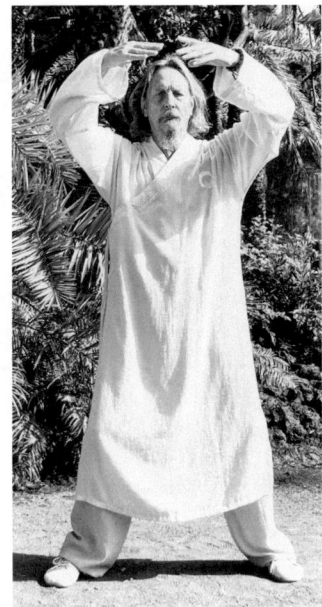

dieser und der nächsten Übung gibt es keine Drehung im Becken.

Sie stehen ruhig in der Mitte. Während sie aufsteigen drehen die Arme, die Handflächen weisen zuerst nach unten, in Höhe des Gesichts nach außen. Dort trennen sich die Hände und jede verfolgt ihren Weg zur Seite, dabei absinkend und wieder nach innen kommend bis vor das Dan Tian. Mehrmals wiederholen.

Diese Übung nutzen wir zu Beginn der beidhändigen Kreise, um das Qi im Dan Tian zu wecken und zu aktivieren.

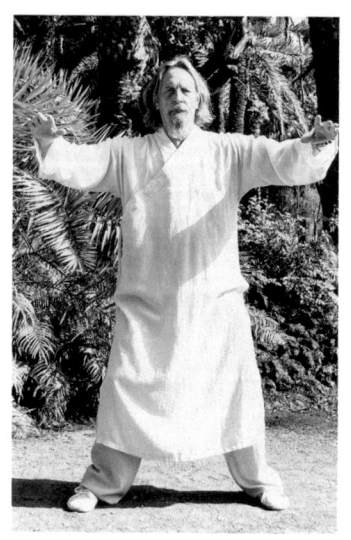

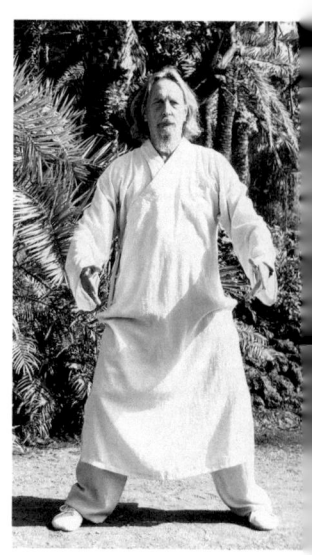

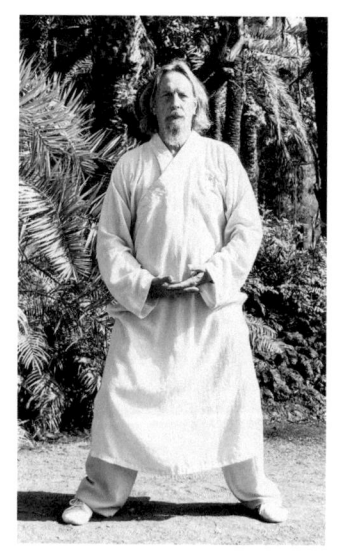

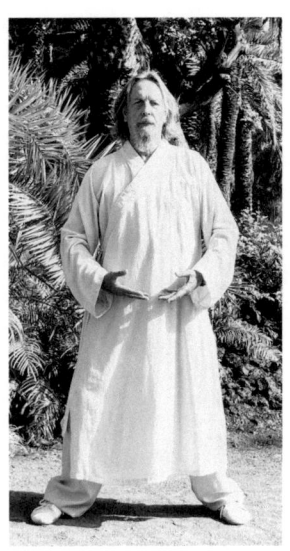

Die im Folgenden beschrieben Yang-Kreise nutzen wir zum Ende des Übungssets, um das Qi wieder zum Dan Tian zurück zu führen und zu sammeln.

Beide Hände gehen vom Dan Tian nach außen, jeweils ca, 45 Grad nach links bzw. nach rechts. Sie steigen auf, mit den Handflächen nach oben, kommen nach innen, wobei die Handflächen ganz natürlich nach unten wechseln. Die Hände treffen sich vor dem Gesicht und sinken vor der Körpermitte nach unten zum Dan Tian. Das Gewicht bleibt in der Mitte, der Oberkörper bleibt ruhig, keine Drehungen, kein Beugen, kein Lehnen.

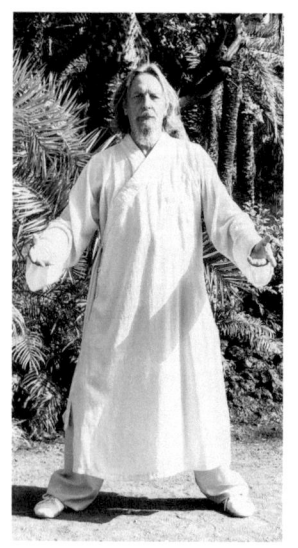 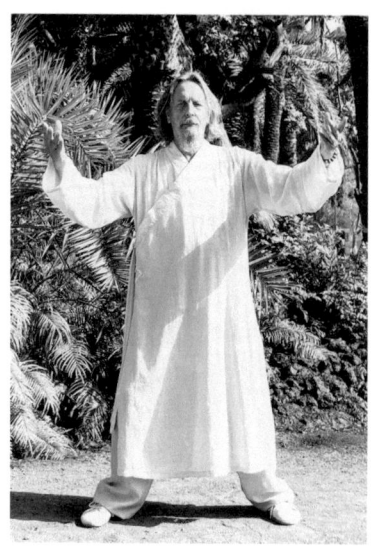

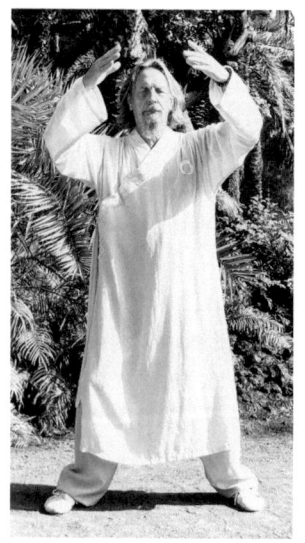 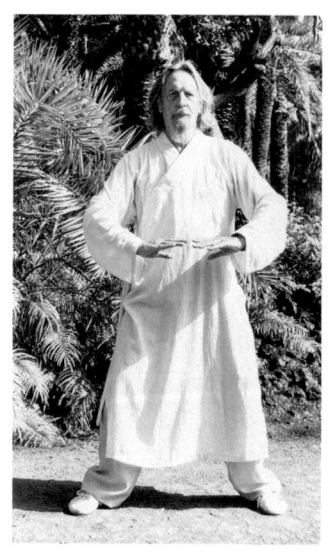

38

Beidhändige Kreise mit Drehungen

Wir beginnen mit einer ballhaltenden Position. Der rechte Arm oben, der linke unten. Die linke Hand wird nach rechts gehoben bis in Höhe der Brust, während der Oberkörper nach rechts dreht, der rechte Arm beginnt zu sinken. Wenn der Oberkörper ca 45 Grad nach rechts gedreht ist, sind beide Hände ungefähr auf Höhe des mittleren Dan Tian.

Während die Linke weiter aufsteigt und der rechte Arm sinkt, dreht der Oberkörper langsam nach vorne. Wenn Sie in der Mitte stehen, ist die linke Hand vor der unteren Gesichtshälfte und die rechte Hand vor dem Dan Tian.

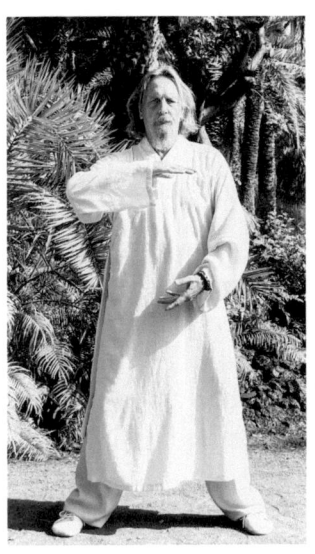 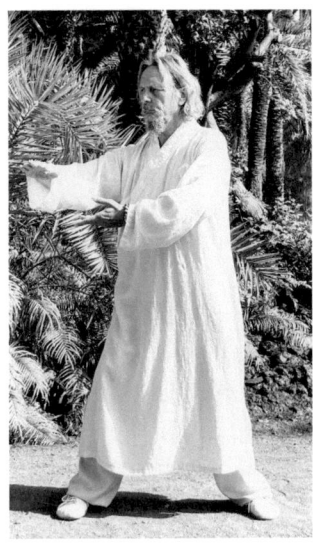

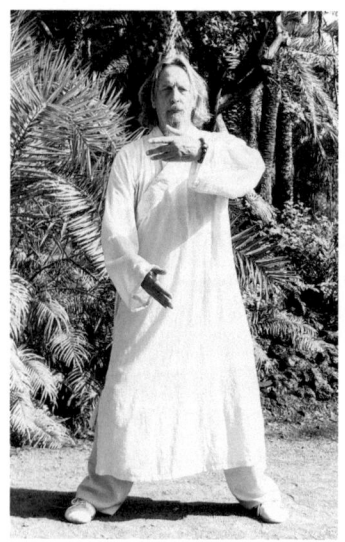 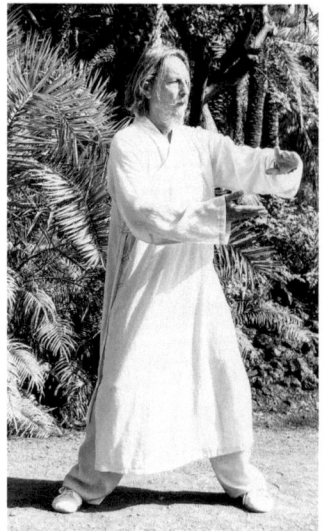

Während Sie der weiter geführten Drehung nach links folgen, wechseln die Hände, die linke sinkt und die rechte steigt auf. Steht der Oberkörper 45 Grad nach links sind wieder beide Hände auf gleicher Höhe vor der Brustmitte. Fortführend dreht der Oberkörper nach vorne und die Arme kommen in die Ausgangsposition.

So beschreiben die Hände und Arme gegenläufige Kreise, eine Figur, die im Taijiquan „Wolkenhände" genannt wird. Die Oberarme halten eine natürliche Distanz zum Brustkorb, es bleibt immer Luft unter den Achseln. Die Ellbogen werden nicht gehoben, die steigende und sinkende Bewegung geschieht im Schultergelenk, welches kreist.

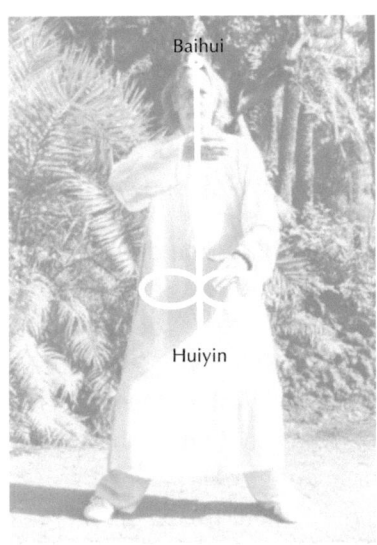

Baihui

Huiyin

Nun möchte ich darüber reden, was Sie machen können, damit das Ganze nicht einfach ein dümmliches
Wirbeln der Arme wird, eine Luftnummer sozusagen.

Zunächst einmal ist die Drehung des Rumpfes um eine
innere senkrechte Achse wichtig. Diese Achse verläuft
vom Scheitelpunkt des Kopfes (Bai Hui) durch den
Rumpf bis zu dem Punkt Hui Yin auf dem Damm, zwischen Anus und Geschlechtsteil. Diese Achse bleibt
ruhig an ihrem Platz. Sie bewegt sich nicht durch den
Raum, nicht vor oder zurück, nicht nach rechts oder
links. Die Hüften sollen auch nicht vor und zurück bzw.
hin und her pendeln, wie Männlein und Weiblein eines
Wetterhäuschens.
Vielmehr beschreiben die beiden Hüften eine liegende 8,

ein ∞ Zeichen der Unendlichkeit. Die Hüftgelenke, die sich übrigens dort befinden, wo der Oberschenkelhals in die Beckenschale kommt, also eher in der Leiste als außen unterhalb des Beckenkamms, diese Hüftgelenke bleiben weich und geöffnet.

Stellen Sie sich vor, die Arme durch ein Paket Watte zu bewegen. Spüren Sie einen leichten Widerstand, den Sie überwinden müssen, für den Sie aber keine Kraft aufbringen müssen. Seien Sie sehr aufmerksam, spüren Sie den Raum, die Watte. Denken Sie daran, den Oberarm nicht nach außen zu bewegen. Er steht im Verhältnis zur Schulter bei maximal 45 Grad. Andererseits kommt der Oberarm nie an den Körper heran. Die Ellbogen hängen, die Schultergelenke rotieren.

Lassen wir es fürs erste damit gut sein und schauen wir uns die Variationen an.

Da bietet sich zunächst der doppelhändige Yang-Kreis an. Die rechte Hand steigt rechts hoch und wenn sie nach links kommt, beginnt dort die linke Hand mit dem Aufstieg, während die rechte absinkt. Wenn der Oberkörper während seiner Drehungen gerade nach vorne ausgerichtet ist, sollten beide Hände in der Mitte übereinander stehen. Das gilt auch für die Yin-Kreise.

Doppelhändiger Yang Kreis

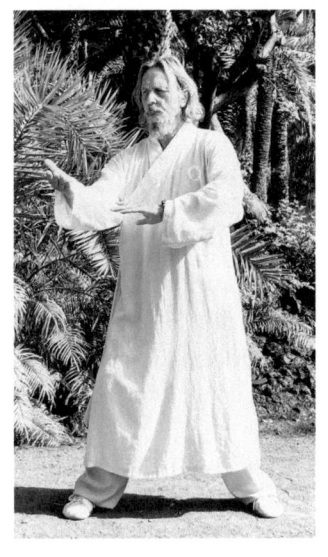 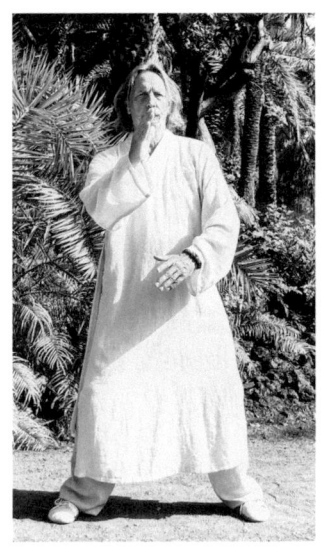

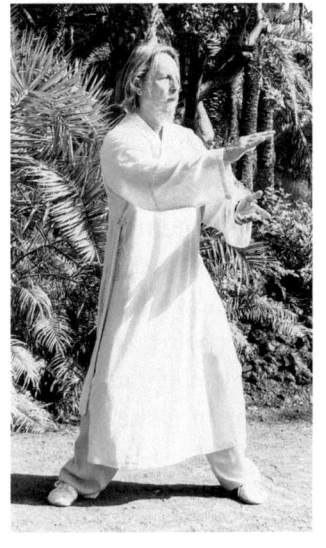 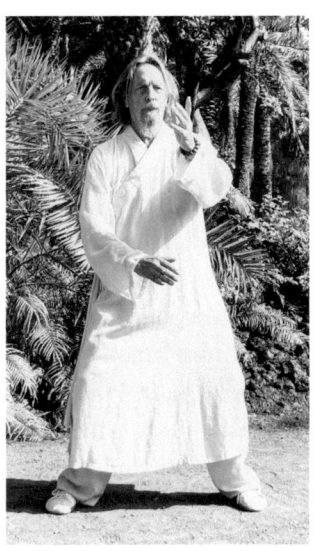

43

Was kompliziert klingt ist tatsächlich einfach: die beiden vermischten Kreise. Das heißt, eine Hand macht einen Yin-Kreis, die andere einen Yang-Kreis.

Sie befinden sich wieder in der Ausgangsposition Ma Bu. Zwischen den Füßen, die gerade nach vorne zeigen, ist ein Abstand von zweieinhalb Fußlängen, die Knie werden nach außen gehalten und Sie nehmen eine sitzende Haltung ein, sodass die Unterschenkel senkrecht stehen. Beide Hände befinden sich vor dem Dan Tian.

Beginnen Sie mit einer leichten Drehung nach rechts, der beide Hände folgen und in angemessenem Abstand vor dem Körper, ungefähr in Brusthöhe gehalten werden. Die Handflächen weisen nach oben. Die Hände sind entspannt und locker, jedoch nicht lasch, so als wollten sie etwas in Empfang nehmen. Nun steigen die Hände weiter auf, während der Oberkörper nach links dreht. Die Hände folgen der Drehung und befinden sich ungefähr in Höhe des Gesichts, wenn der Oberkörper nach vorne gerichtet ist. Dort zeigen die Handflächen zueinander. In der weiteren Drehung nach links sinken die Hände wieder bis auf Brusthöhe ab und weiter bis vor das Dan Tian, während der Oberkörper nach vorne ausgerichtet wird. In diesem Teil drehen die Handflächen zunächst nach außen und schließlich nach unten. Das wird nicht gemacht, sondern geschieht ganz natürlich.

Wiederholen Sie diesen beidhändigen Kreis mehrmals und wechseln Sie dann die Richtung.

Beidhändige Kreise mit Gewichtsverlagerung

Im Grunde ist in den vorherigen Abschnitten schon alles beschrieben worden, weswegen ich nur noch die Kombinationen aufzähle:

Linkes Bein vorne:

> beidhändiger Yin Kreis
> beidhändiger Yang Kreis
> Yin/Yang Kreis rechts
> Yin/Yang Kreis links

Rechtes Bein vorne:

> beidhändiger Yin Kreis
> beidhändiger Yang Kreis
> Yin/Yang Kreis links
> Yin/Yang Kreis rechts

Worauf Sie achten sollten:

Machen Sie den Schritt Gong Bu nicht zu kurz, sie sollten sich Raum zum Bewegen gönnen. Aber machen Sie Gong Bu auch nicht zu groß. Die Gewichtsverlagerung muss deutlich wechselnd erfolgen können. Sie sollten dabei nicht in der Luft hängen. Nehmen Sie Ma Bu ein wie beschrieben, mit zweieinhalb Fußlängen Abstand, drehen Sie nach links, mit dem Gewicht auf dem linken Fuß, den Sie um 90 Grad drehen. Den rechten Fuß nehmen Sie um 45 Grad mit. Damit erreichen Sie den für diese Übungen optimalen Stand.

Bleiben Sie locker und beweglich in den Hüftgelenken. Der Oberkörper soll ständig etwas schaukeln wie ein Boot auf ruhigem Wasser.

So wie die Hüftgelenke für die Bewegungen auf den Beinen zuständig sind, sollen die Schultergelenke die Armbewegungen steuern. Sie kreisen, ohne dabei gehoben zu werden.

Der Oberkörper bleibt aufrecht und zentriert, dreht sich vom Becken her um die Mittelachse. Die Füße stehen fest auf dem Boden, die Hände sind offen, weder lasch noch angespannt.

Bonus

Bei all diesen Kreisen habe ich Wert darauf gelegt, die Ellbogen locker hängen zu lassen. Die Kreisbewegung kommt aus den Schultern und die Hände steigen auf. Üben Sie nun Kreise, bei denen erst der Ellbogen aufsteigt und dann der Unterarm folgt. Finden Sie Ihre eigenen Kombinationen.

Beispiel: rechtes Bein vorne, beidhändiger Yin-Kreis

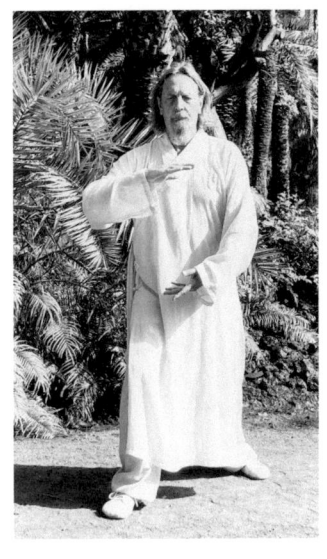 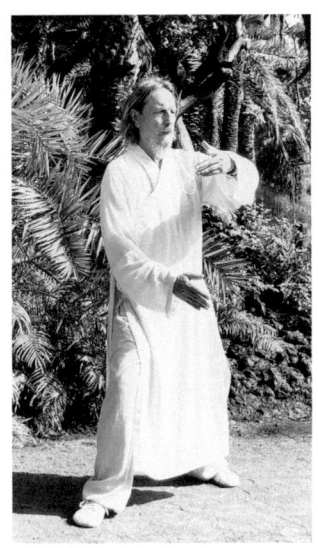

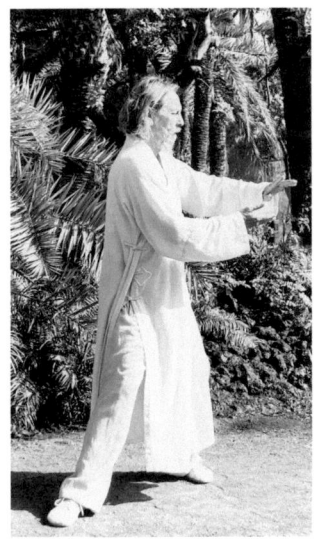 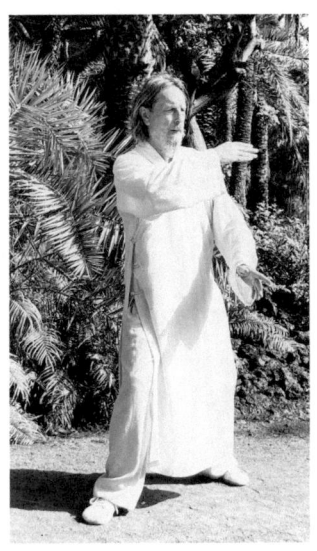

47

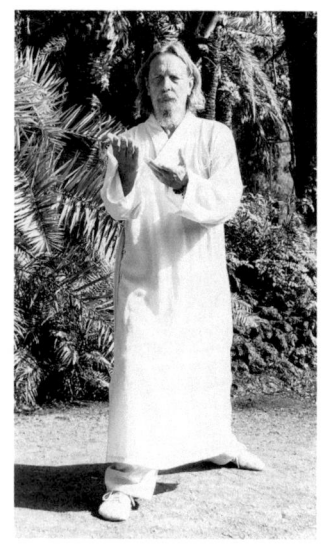
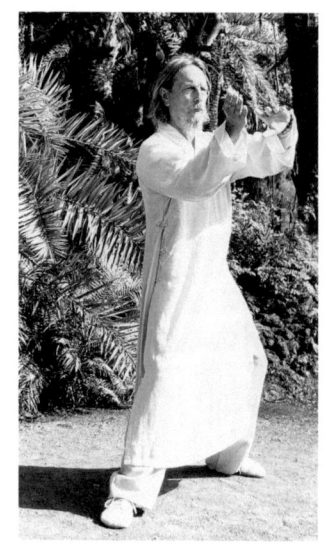
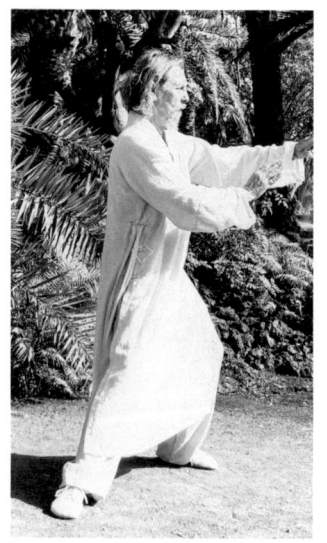
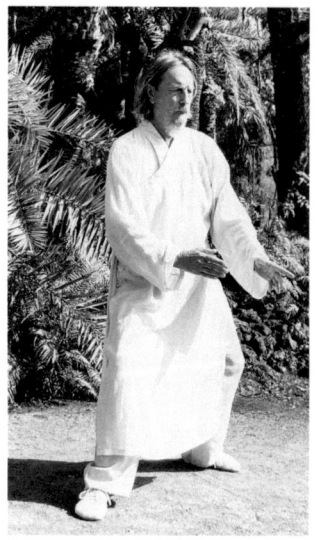

48

Gönnen Sie sich eine Pause.

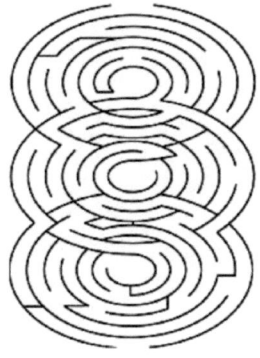

Gemischte Kreise mit Gewichtsverlagerung

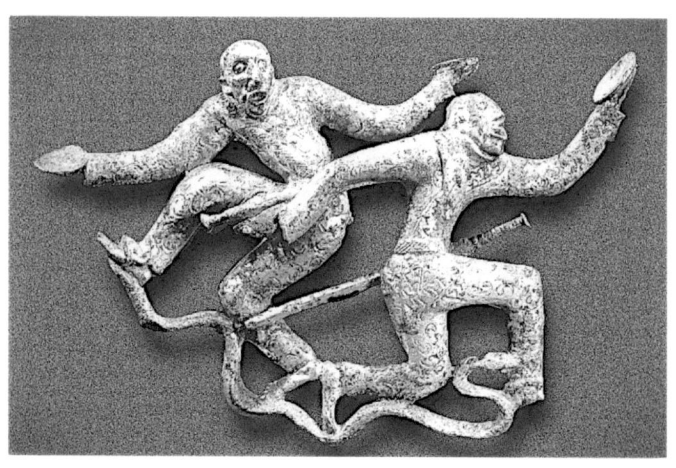

*Bronzespange in Form zweier „Tänzer" aus dem
Königreich Dian 滇國, ca. 300 v.Z.*
Quelle: Museumskatalog

Die Qi-Spirale

Die bisher vorgestellten Übungen der Seidenfaden-kreise waren nur ein Aufwärmtraining für die folgenden Bewegungen, die sowohl das Innere Qi wie das schützende Wei Qi kräftigen und deren Qualität verbessern.

Aus der Physik, genauer der Kinematik, wissen wir, dass eine Kreisbewegung in ihrer Fortsetzung eine Schwingungen erzeugt und dass eine Schwingung zur Welle werden kann. Die kreisenden Bewegungen der Arme, Beine und des Torso, die teilweise miteinander, teilweise auch gegeneinander verlaufen, erzeugen ein hohes Schwingungsfeld, reinigen auf einer feinststofflichen Ebene sämtliche Zellen und stellen ein harmonisches Gleichgewicht her. Das ist es, was wir letztlich Gesundheit nennen.

Prinzip:

Wir üben zunächst die einarmige Spirale, um das Prinzip der Bewegung kennen zu lernen.[*]

Ausgangsposition Ma Bu. Die rechte Hand liegt neutral auf dem Oberschenkel, nahe der Leiste, die linke Hand steht mit der Handfläche nach oben neben der linken Hüfte. Bei der gesamten Übungsreihe werden

---

[*] Video-Link: innerqi.org/sf5.html

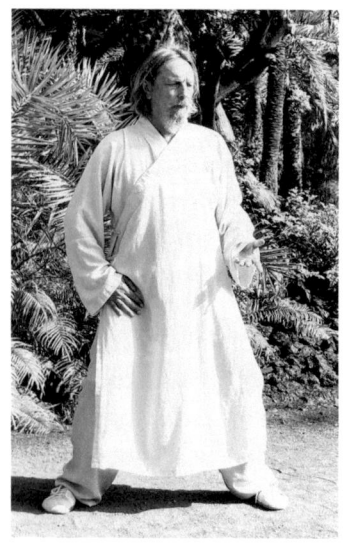

die Handflächen immer nach oben gehalten, als würde man einen Teller tragen. So bekamen die Übungen in einer modernen Neuauflage durch Professor Ding Hongyu von der Nanjing Universität in China den Namen Pan Zi Gong, Teller Übung.

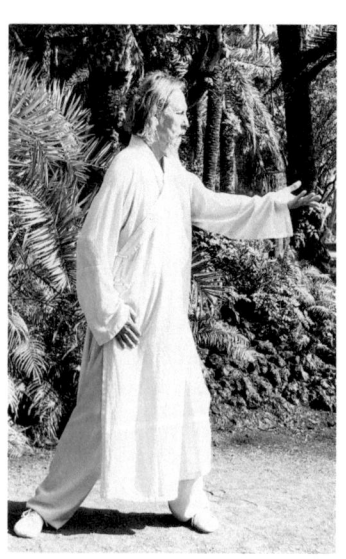

Nun beginnen Sie mit einer leichten Drehung im Becken nach links, lassen die Hand in einem sanften Bogen ganz natürlich bis in Schulterhöhe aufsteigen und verlagern etwas Gewicht auf das linke Bein, so dass Sie nahezu in Gong Bu stehen. Dann sinken Sie links leicht in der Hüfte ein und beginnen eine Becken/Rumpfdrehung nach rechts, ohne das Gewicht zu verlagern.

Dabei drehen Sie Unterarm und Hand nach hinten und weiter nach innen, bis die Hand fast über der Schulter steht. Der Oberkörper ist wieder nach vorne gewandt, das Gewicht noch immer auf links.

Während Sie den Oberkörper weiter nach rechts drehen, verlagern Sie auch das Gewicht auf das rechte Bein.

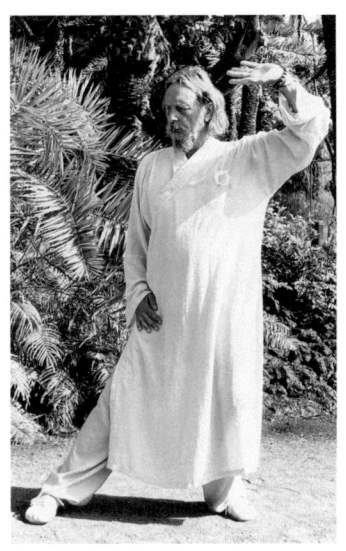

Währenddessen wird der linke Ellbogen angehoben und der Unterarm mit der Hand gedreht, nach vorne und weiter, bis die Hand ganz nach links zeigt. Denken Sie daran, die Handfläche muss immer nach oben zeigen.

Sie stehen nach rechts, Gewicht rechts, annähernd in Gong Bu. Sinken sie leicht in die Hüften, drehen nach vorne und lassen

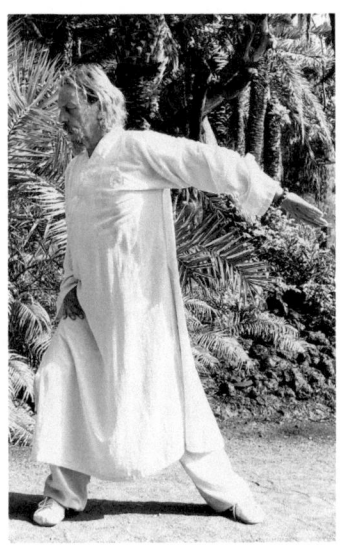

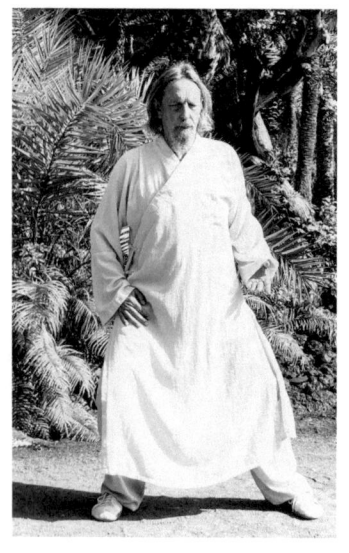

Sie den linken Arm in einem Kreisbogen über hinten wieder an der Hüfte vorbei nach vorne kommen.

So verläuft die Spiralbewegung des Arms. Sie muss lange und sorgfältig auf beiden Seiten geübt werden. Ich weiß, als Text ist das schwer zu verstehen und ich hoffe, die Bilder und Videos helfen.

Dann kann die gleiche Bewegung rückwärts gemacht werden.

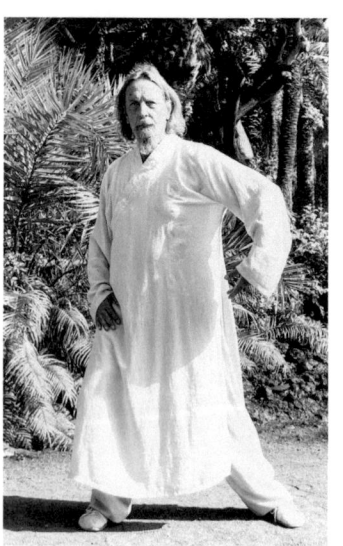

Wird die Hand an der Hüfte statt nach vorne nach hinten geführt, verändert sich auch die übrige Bewegung. Dreht die linke Hand mit den Fingerspitzen nach hinten, wird dabei der Oberkörper nach rechts gedreht und das Gewicht auf das rechte Bein verlagert.

Während der Arm gestreckt wird, setzen Sie sich auf das linke Bein. Dort angekommen drehen Sie wieder nach links, während der Arm steigt und über vorne nach innen dreht. Nun zeigen die Fingerspitzen zum Gesicht. Mit einer rückwärtigen Gewichtsverlagerung auf das rechte Bein wird der Arm wieder gestreckt, bereit zurück zu kommen zur Hüfte, wenn diese sich bewegt und den Oberkörper nach rechts dreht.

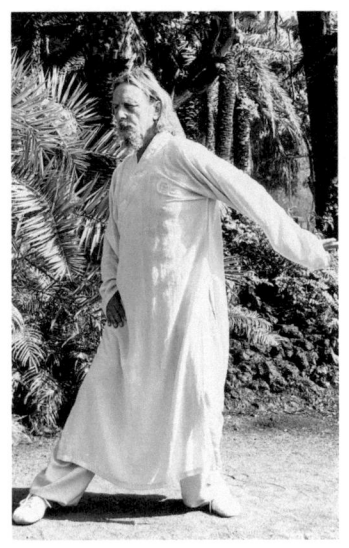

Diese Übung auf beiden Seiten sorgfältig trainieren. Die Drehung des Armes kommt aus der Drehung des Beckens und Oberkörpers. Der Arm soll locker und entspannt sein. Denken Sie an die rhythmische Bandgymnastik. Die Tänzerinnen zaubern wunderbare

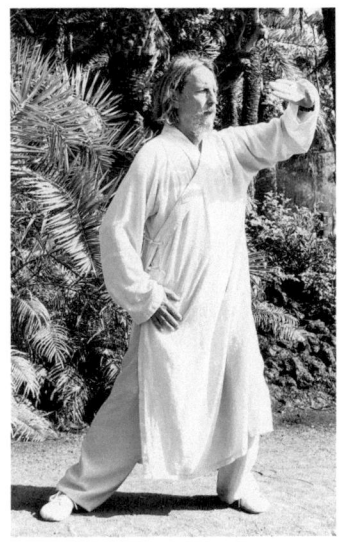

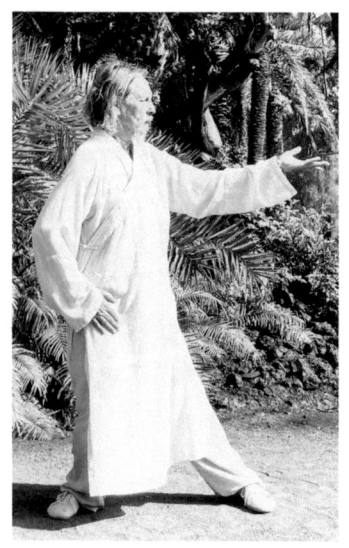

Figuren mit dem Band, welches sich selbst nicht bewegt, aber jeder Bewegung folgt.

Bei der ersten Übung der Qi-Spirale, wenn die Hand von der Hüfte nach vorne bewegt wird, finden auch die Gewichtsverlagerungen vorwärts statt. Das heißt, Sie drehen zuerst in eine Richtung und dann verlagern Sie das Gewicht in diese Richtung. Bei der rückwärtigen Armspirale wird auch das Gewicht rückwärts verlagert und danach erst gedreht.

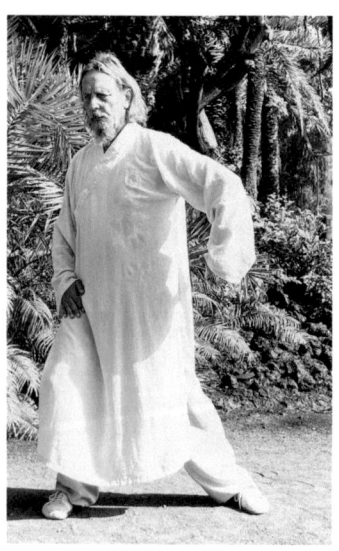

Beidseitige Qi-Spiralen

Wir kennen acht verschiedene Kombinationen der beidseitigen Qi-Spirale. Mit anderen Beinstellungen oder zueinander versetzten Bewegungen lassen sich weitere Variationen spielen.

Zunächst haben wir vier Spiralen auf gleicher Höhe:

> Beide Hände bewegen sich nach vorne.
> Beide Hände bewegen sich nach hinten.
> Rechte Hand nach vorne, linke nach hinten.
> Linke Hand nach vorne, rechte nach hinten.

Zunächst die einfacheren Spiralen mit beiden Händen in die gleiche Richtung. Hierbei findet keine Gewichtsverlagerung statt. Statt dessen macht man eine leicht kreisende, auf- und absteigende Beckenbewegung, begleitet von einem Vor- und Zurückpendeln des Oberkörpers.

Einfache beidseitige Qi-Spirale

Wir beginnen in Ma Bu, mit beiden Händen neben den Hüften, Handflächen nach oben und Fingerspitzen nach vorne. Während die Hände und Arme in einem Kreisbogen nach vorne und nach außen langsam zur Schulterhöhe aufsteigen, sinken Sie hinten mit dem Steißbein um einige Zentimeter. Dabei geben Sie

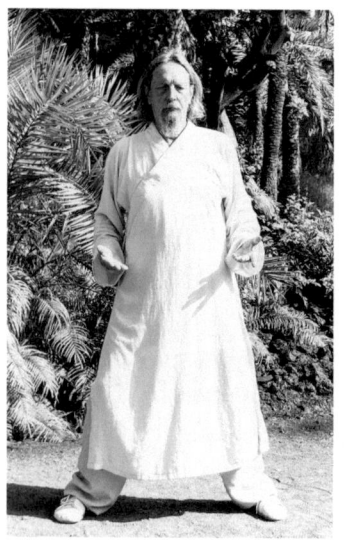 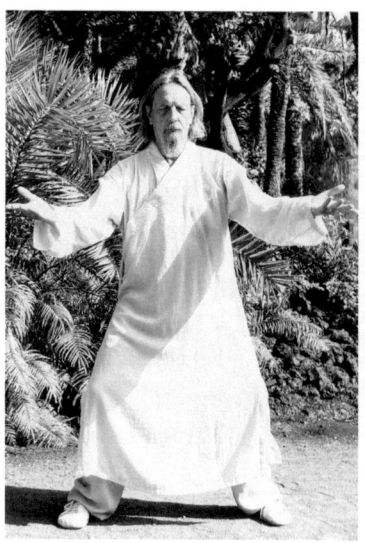

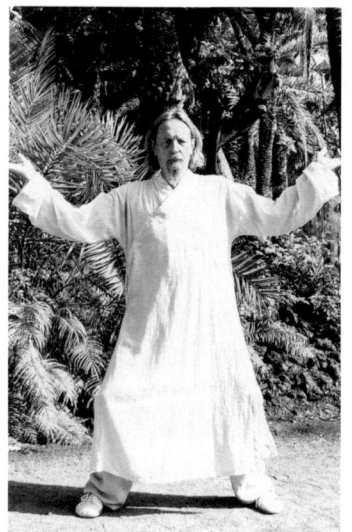 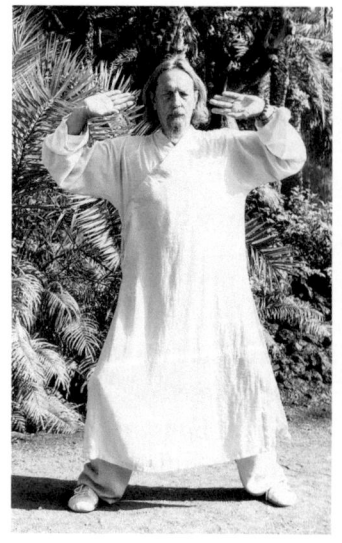

in den Hüften nach und lassen auch den Brustkorb vorne etwas einsinken, so dass ein Gefühl eines gerundeten Rückens entsteht.

Sind die Hände seitlich weit außen in Höhe der Schultern angekommen, beginnen Sie eine gegenteilige Bewegung, in der das Brustbein sich wieder hebt, das Steißbein etwas nach hinten geschoben wird und die Hände über hinten nach innen kreisen. Jetzt ist der Brustkorb weit geöffnet.

Mit den Händen kommt der Oberkörper etwas vor und der Brustkorb wird wieder entspannt und sinkt leicht. Gehen die Hände nach außen und hinten, kommt der ganze Körper langsam wieder in die Ausgangsposition.

Umgekehrt verhält man sich, wenn die beiden Hände von der Hüfte nach hinten bewegt werden. Dann beugen Sie zu Beginn den Oberkörper etwas vor und schieben das Steißbein leicht nach hinten, bis die Hände im Kreisbogen zu den Seiten gekommen sind. Sobald die Kreisbewegung der Hände und Arme fortgesetzt wird nach vorne, hebt sich der Brustkorb und das Steißbein sinkt. Kommen die Hände nach innen zum Kopf hin, ist der Brustkorb wieder weit geöffnet. In der Fortsetzung beginnt wieder die Gegenbewegung, das Brustbein sinkt und Sie kommen, während die Arme über hinten nach unten kreisen, zurück in die Ausgangsposition.

Üben Sie diese beiden doppelhändigen Spiralen gründlich, bevor Sie zu den versetzten Kreisen über

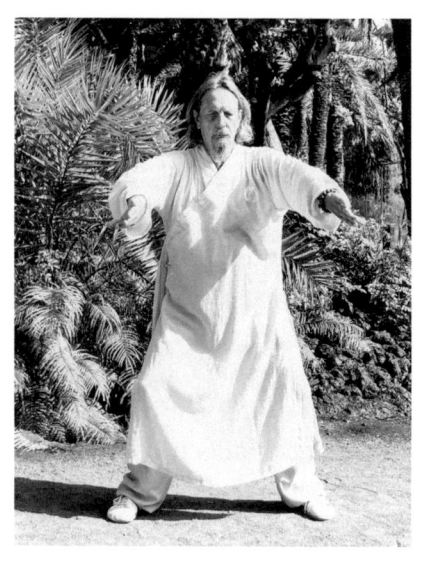

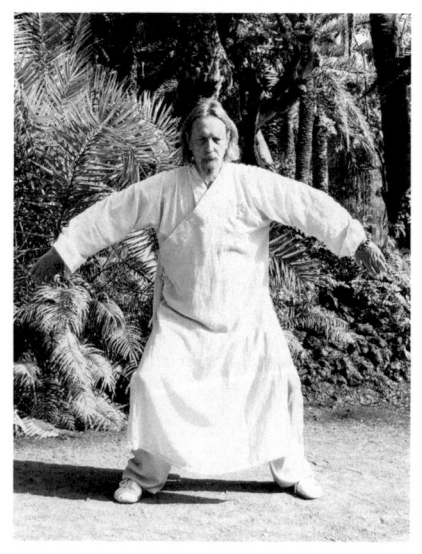

gehen. Achten Sie darauf, in einer guten, sauberen Ma Bu Position zu stehen, sich nicht zu heben, sondern Brustkorb und Becken gegeneinander kreisen zu lassen. So entsteht im Bauchraum eine Art Blasebalg, mit dem frisches Qi in das untere Dan Tian und von dort in den gesamten Körper gepumpt wird.

Gegenläufige Qi-Spirale

Ma Bu, beide Hände in Höhe der Hüfte mit den Handflächen nach oben. Die Finger der linken Hand zeigen
nach vorne, die der rechten Hand nach hinten. Sie
beginnen mit einer Drehung und gleichzeitiger Gewichtsverlagerung nach links in Gong Bu. Der linke
Arm wird vorgestreckt, der rechte nach hinten. Die
Drehung im Becken nach links wird fortgesetzt, was
dazu zwingt, das rechte Knie zu beugen und das Gewicht langsam wieder zur Mitte zu verlagern. Die
Hände kommen dabei auf der inzwischen bekannten
Kreisbahn nach innen, die Finger zeigen zum Kopf.

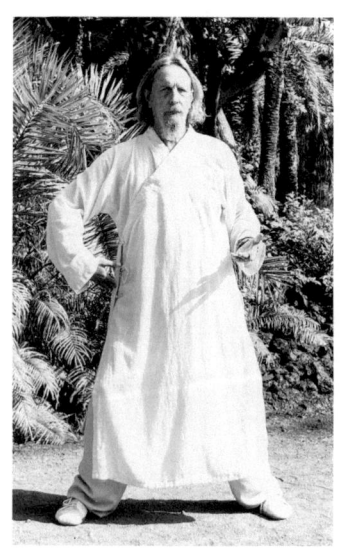

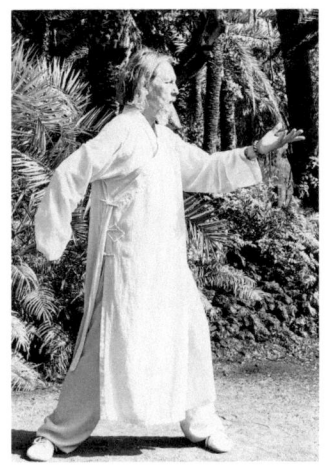 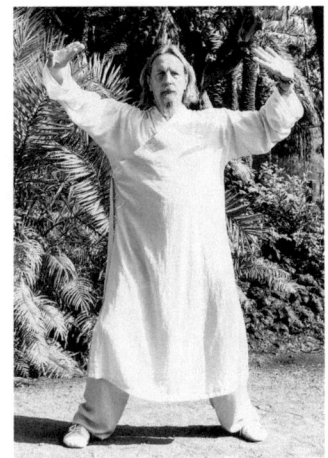

Nun beginnt der zweite Teil des Kreises bzw. der Spirale. Sie drehen mit einer Gewichtsverlagerung nach rechts, die Arme strecken sich. Sobald Sie in Gong Bu stehen, sinken Sie auf dem rechten Bein in die Hüfte und drehen wieder nach vorne, zurück in Ma Bu. Die Arme vollenden das letzte Viertel der Spirale und kommen wieder in die Ausgangsposition.

Beachten Sie, die Drehungen des Beckens durch ein Sinken in den Hüften einzuleiten. Die Beckenbewegung verläuft ∞, wie ein Boot, welches ruhig auf dem Wasser liegt und mit den Wellen schaukelt.

Natürlich macht man diese Kombination auch in die andere Richtung: rechte Hand Finger nach vorne, linke nach hinten.

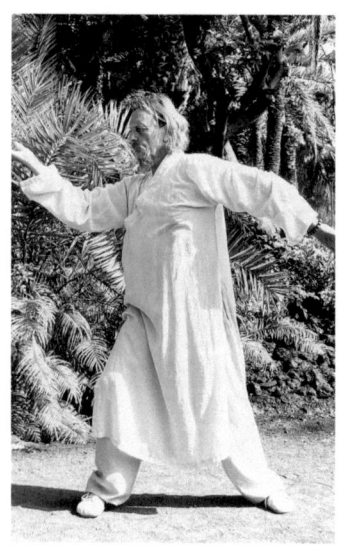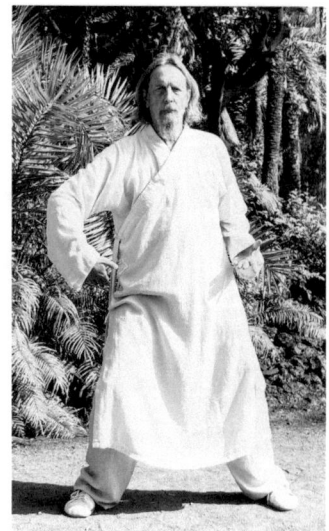

Versetzte Qi Spirale

Davon ausgehend, dass sich die Hände nach oben und wieder nach unten schrauben, biete ich das Gleiche nun mit den Varianten einer Hand unten in Hüfthöhe, und der anderen Hand oben, in Kopfhöhe, an. Diese zueinander versetzten Spielarten erfordern noch einmal besondere Beachtung der Gewichtsverlagerungen.

Ausgangsposition Ma Bu, beide Hände in Hüfthöhe mit der Handfläche nach oben und den Fingern nach vorne. Beginnen Sie mit der rechten Hand, wie bei der einarmigen Qi-Spirale, mit einer Drehung und Gewichtsverlagerung nach rechts und zurück in die Mitte, wonach die rechte Hand oben neben dem Kopf steht, Fingerspitzen

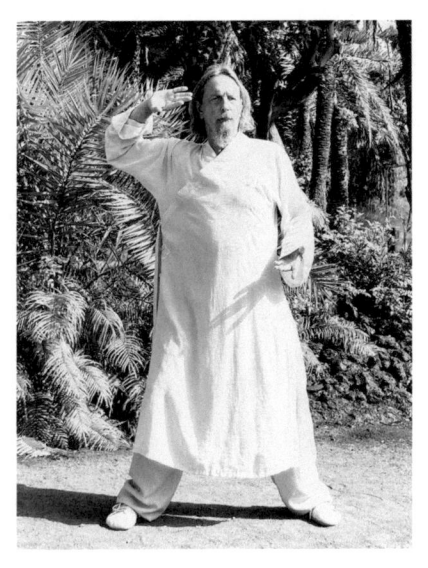

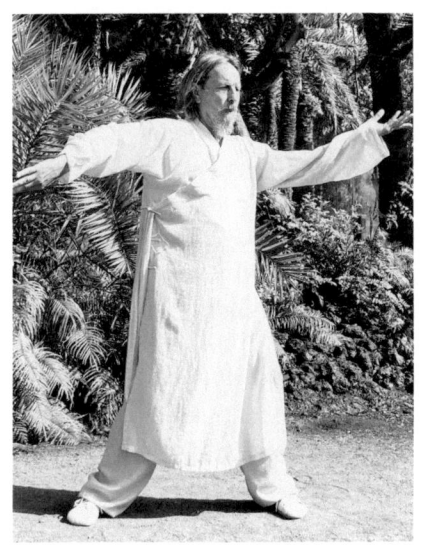

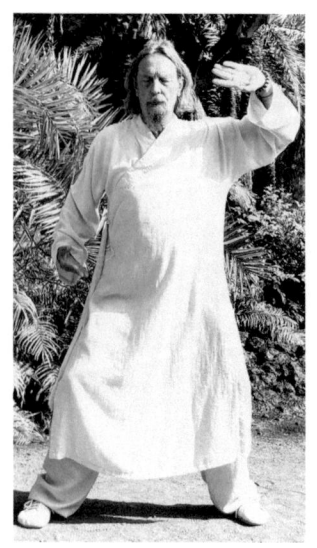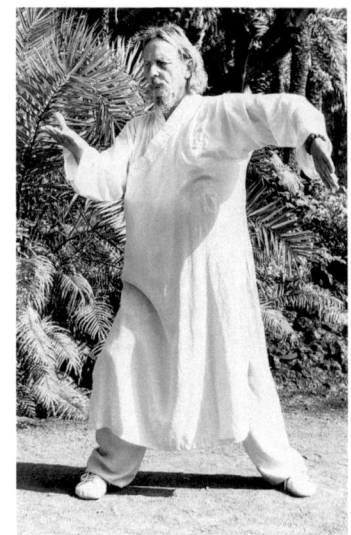

nach vorne.

Setzen Sie die Bewegung fort, Sie drehen nach links, wo die linke Hand langsam aufsteigt, während die rechte die begonnene Spirale fortsetzt, der Arm nach hinten gestreckt wird. Haltung ist Gong Bu nach links.

Drehen Sie im Becken zurück, um in Ma Bu zu gelangen, wobei die rechte Hand wieder neben die Hüfte kommt, die linke steht oben neben dem Kopf.

Die rechte Hand hat schon eine Spirale beendet, wie Sie weiter verfahren müssen, sollten Sie inzwischen verstanden haben. Aus der geleisteten Vorarbeit können Sie auch ein Verständnis für die versetzte Spirale mit den Fingerspitzen nach hinten entwickeln.

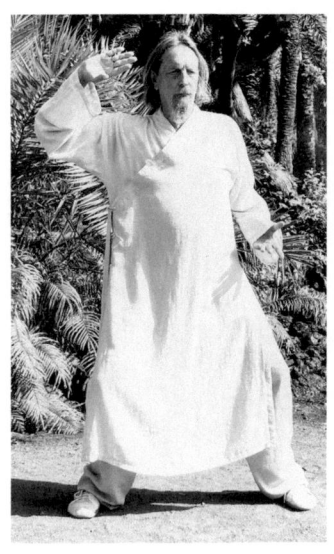

Nun gibt es noch als letzte Steigerung die Spirale mit einer Hand oben, der anderen unten und gegenläufig. Auf den Abbildungen ist in der Ausgangsposition die rechte Hand oben, mit den Fingern nach hinten, die linke ist unten und bewegt sich nach vorne.

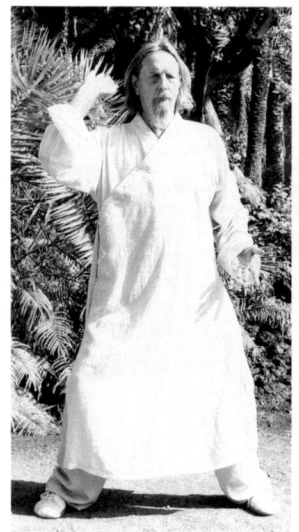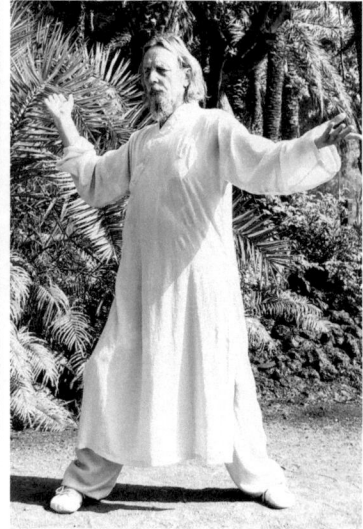

Ich bin es inzwischen müde, immer wieder die gleichen Wörter zu schreiben und mich zu bemühen, nicht in ständige Wiederholungen zu verfallen. Deshalb erlaube ich mir, an dieser Stelle die Beschreibungen der Qi-Spirale zu beenden und Sie selbständig ihre Wege entwickeln zu lassen. Wenn Sie nicht weiter wissen, gehen Sie zurück, probieren mit einem Arm oder schauen sich noch einmal die Videos an.

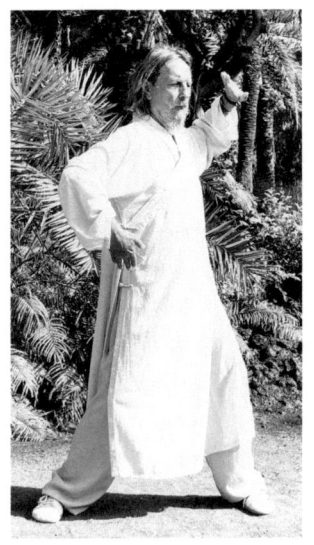 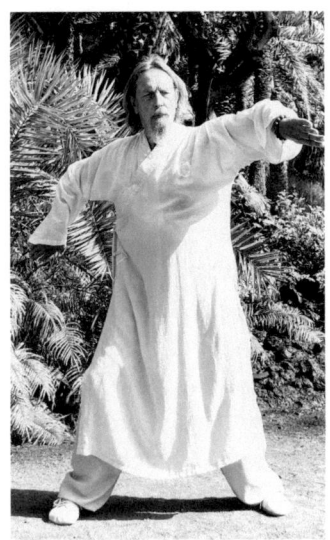

Übergang

In meiner langjährigen Praxis habe ich eine Vielzahl von Qi Gong Übungen kennen gelernt. Kurze und lange, einfache und komplizierte. In allen Serien, Reihen oder Einzelübungen finde ich unsere Seidenfadenübungen wieder. Mitunter etwas versteckt oder abgewandelt, aber immer dem Prinzip der Drehungen, Kreisen und Spiralen folgend. So können wir die Übungen als gute Vorbereitung verstehen, um uns später an vielseitigeres Material heran zu wagen. Ich kann durchaus verstehen, wenn Sie die hier vorgestellten Variationen langweilig finden. Aber dann machen Sie mal Baguazhang. Andererseits kann ich sagen, bin ich mit diesen langweiligen Kreisen sehr zufrieden. Mehr muss nicht sein. Als ich damals in den siebziger Jahren des letzten Jahrhunderts mit dem Training des Taijiquan anfing, war immer wieder von den Übungen der Seidenweber die Rede. Ich glaube, es waren diese Bewegungen gemeint, nur haperte es mit der Übersetzung. Langeweile ist den Menschen ja ein Gräuel und wohl die meisten Erfindungen zur Verbesserung des Lebens haben ihre Ursache in dem Kampf gegen die Ereignislosigkeit. Dieses Warten auf Godot. Es muss was passieren. Die Sonne geht auf, die Sonne geht unter, das Meer schickt seine Wasser zu den Ufern und zieht sie wieder zurück. Drehen im Becken, Gewicht nach links, während der Arm nach außen dreht ... da passiert schon eine Menge. Im Laufe der Zeit wird das richtig spannend.

Man muss nur die Geduld aufbringen, zu warten, bis es soweit ist. Wir haben auch eine Bezeichnung dafür, wir nennen es Meditation.

Der Begriff Meditation wird für viele verschiedene Methoden benutzt. Im allgemeinen versteht man darunter, sich hin zu setzen, die Hände in den Schoß zu legen und nichts zu tun. Tatsächlich ist meditieren wohl das Schwierigste überhaupt. Will man sich wirklich von allen Gedanken frei machen, um in die Tiefe seines Selbst zu blicken, hat man eine Menge zu tun. Das Affentheater der vor sich hin plappernden Gedanken zu überwinden ist erst der Anfang. Eine Bewegung zu machen aus diesem Büchlein zum Beispiel, scheint da viel einfacher. Ich möchte Sie bitten, eine der einfachen Übungen, den einhändigen Seidenfaden-Kreis vielleicht, eine längere Zeit zu praktizieren. 10 oder 20 Minuten, sehr aufmerksam, genau beobachtend, was Sie tun. Aus der Hüfte drehen, den Arm entspannt halten, im Schultergelenk beginnend, alle Gelenke offen, gelöst. Die Wirbelsäule aufrecht, das Gewicht sinkt auf die Fußsohlen, der Blick folgt der Hand. Einatmen, wenn die Hand aufsteigt, ausatmen, wenn sie sinkt.

Meditation ist keine Handlung, sondern eine Haltung.

Zhan Zhuang - Stehen wie ein Pfahl

Dieses einfache Qigong ist der Schlüssel zur Entwicklung tiefer Entspannung und der Verbindung von Geist und Körper, zur Entfaltung der Inneren Kraft und anhaltender Gesundheit. Im Zhan Zhuang erlernt man die Grundstruktur. In der stehenden Meditation wird ein dynamischer Zustand unterhalb der sichtbaren Bewegung erreicht. Der Körper lernt, sein Gewicht mit der inneren Muskulatur zu halten, womit Druck von den Wirbeln und Gelenken genommen wird und Entspannung in der äußeren Muskulatur möglich wird.

Wir lernen 4 kraftvolle Positionen:

Zunächst die Ausgangsposition: Schulterweiten Stand oder Ma Bu. Die Wirbelsäule aufgerichtet als hinge man an einem Faden vom Himmel. Sinken und entspannen, die Arme heben bis in Schulterhöhe, wieder sinken lassen.

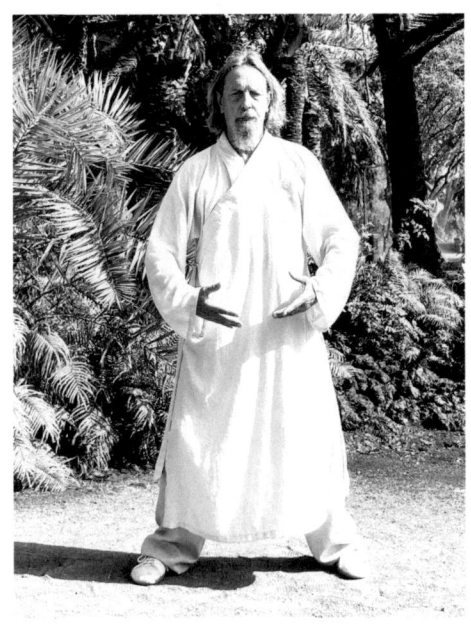

Erde

Die Hände bis zum unteren Dan Tian, die Handflächen nach oben drehen, Fingerspitzen zueinander, die Ellbogen nach außen. Die Arme bilden einen Kreis.

Die Energie der Erde ist tragend. Ihre Kraft steigt und gibt uns die Aufrichtung. Wenn das Schwere sinkt, steigt das Leichte auf. Das Körpergewicht geht über die Wirbelsäule nach unten zu den Fersen. Die Hüftgelenke sind gelöst. Sie machen im Hüftglenk die gleiche Bewegung, wie wenn Sie das Knie heben, nur dass dabei die Füße auf dem Boden bleiben.

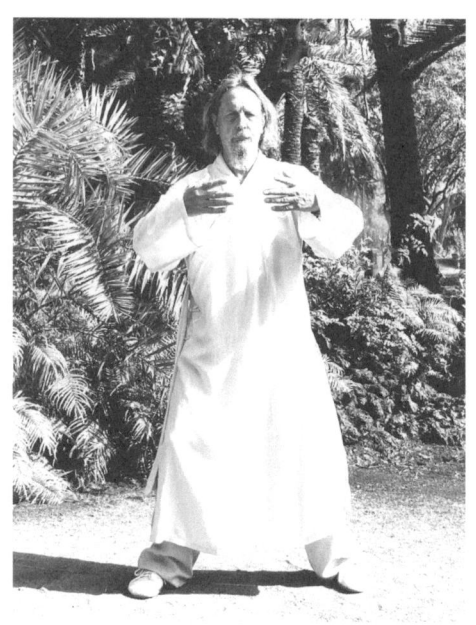

Wasser

Zu Beginn wie Erde. Sind die Arme in Schulterhöhe, werden sie vom Schultergelenk her gedreht, die Ellbogen sinken etwas, die Fingerspitzen zeigen zueinander und die Handflächen zum Körper hin. Die Arme bilden einen Kreis.

Wasser nimmt auf, umschließt. Alles was ins Wasser kommt wird nass. Man kann das Wasser nicht fern halten. Die Energie ist in dieser Position dicht.

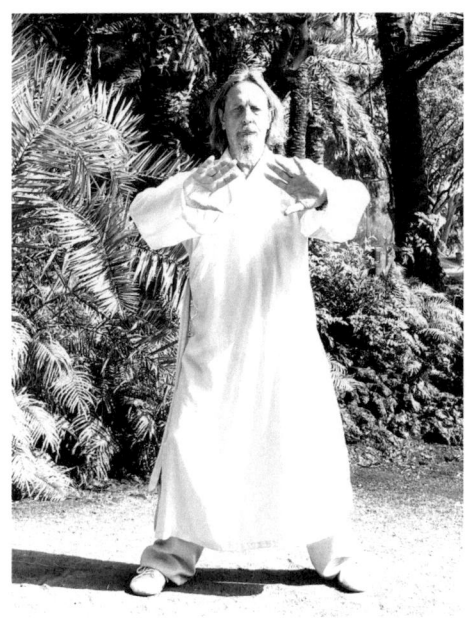

Feuer

Zunächst wie bei Wasser. Sind die Arme in Schulterhöhe, werden die Ellbogen zur Seite bewegt, Unterarm
und Handflächen drehen nach außen. Die Arme bilden einen Kreis.

Feuer haftet, braucht ständig Nahrung. Deshalb ist
auch die Energie nicht abweisend, sie zieht heran,
klebt, klammert, hängt, saugt sich fest. Die Füße halten
sich am Boden wie ein Vogel auf dem Ast. Ebenso sind
die Hände aufnehmend. Der ganze Körper nimmt
Nahrung auf, wandelt sie um in freie Energie.

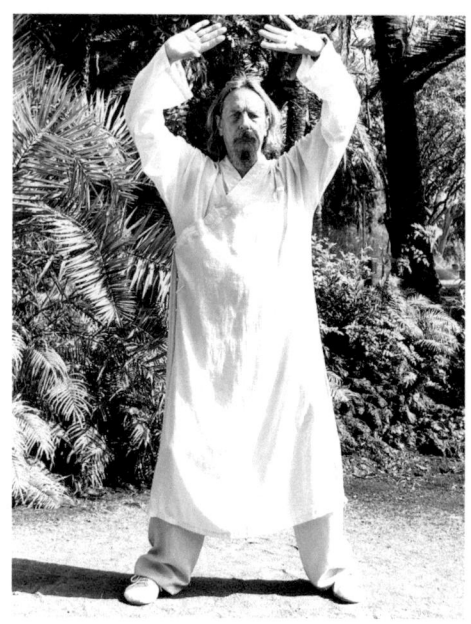

Himmel

Die Bewegung wie bei Feuer. Dann werden die kreisförmig gehaltenen Arme gehoben, mit den Handflächen nach außen. Die Hände kommen über Kopfhöhe, aber nicht über den Kopf, sondern bleiben bei geradeaus gerichtetem Blick am oberen Rand des Blickfelds.

Der Himmel umschließt und schützt. Die Substanz des Körpers gehört zu Erde, alles andere zu Himmel. Wie ein Mantel umhüllt uns das reine Yang.

Stehen lernen

Die Position Erde lässt sich für den Anfang gut halten, man kann für einen längeren Zeitraum mühelos stehen. Die meisten Schulen praktizieren nur die Position Wasser. Sie stärkt das Yin, enthält aber auch einen zentralen Yang-Anteil. So werden Sie innerlich fest und außen weich. Aber in der Haltung wird oftmals der innere Schwerpunkt im Brustkorb gehalten. Deshalb empfehle ich, mit dem reinen Yin der Erde zu beginnen. Dabei kann die Schwere des Körpers sinken. Wenn die Masse der Schwerkraft überlassen wird, wird das Leichte von selbst aufsteigen. Ist die Substanz mit dem unteren Dan Tian verbunden, gehen Sie über zur Position Wasser. Lernen Sie, in dieser Haltung 20 Minuten zu stehen. Beginnen Sie einfach und steigern Sie das Pensum täglich um ca. 10 Prozent. Damit überfordern Sie sich nicht, können aber, wenn Sie mit 5 Minuten anfangen und langsam vorgehen, in einem Monat das Ziel von 20 Minuten locker erreichen.

Nun können Sie übergehen zu Feuer, mit starkem Yang außen und weichem Yin innen. Durch die Drehung nach außen verändert sich viel in Ihrer Muskulatur, nicht nur in den Armen. Schulter, Brustkorb und oberer Rücken sind mit einbezogen. Vielleicht können Sie in dieser Position plötzlich nicht mehr ohne Weiteres die 20 Minuten stehen. Dann bauen Sie wieder langsam auf.

Wasser und Feuer gehören beide zum mittleren Dan Tian, in dem sich Yin und Yang ständige wandeln.

> *Zwei Seelen wohnen, ach! in meiner Brust,*
> *die eine will sich von der andern trennen:*
> *Die eine hält in derber Liebeslust*
> *sich an die Welt mit klammernden Organen;*
> *die andre hebt gewaltsam sich vom Dust*
> *zu den Gefilden hoher Ahnen.*

(Johann Wolfgang von Goethe, Faust 1, vor dem Tor)

Erst recht werden Sie Schwierigkeiten spüren, wenn Sie mit der Position Himmel das volle Yang anstreben. Aber auch das werden Sie schaffen. Als nächstes stehen Sie den kompletten Zyklus, mit jeder Position mindestens 10 Minuten.

Abschließend legen Sie jeweils die Hände auf das untere Dan Tian und verweilen in Ruhe.

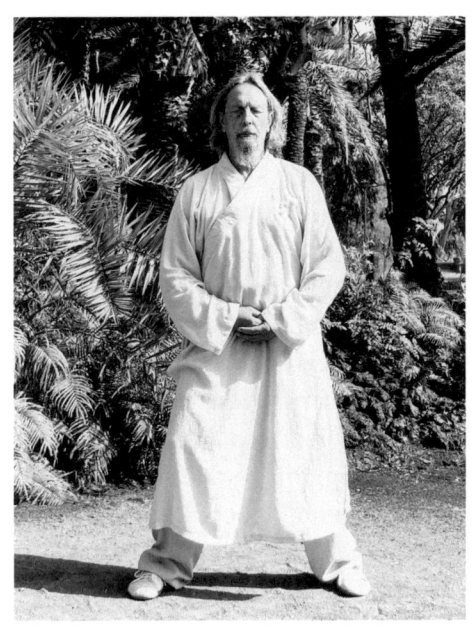

Zuo Wang - Sitzen in Vergessenheit

Auch im Daoismus gibt es eine lange Tradition der Sitz- Meditation, die im Westen nicht so bekannt ist wie Tai Ji Quan und Qi Gong. Die älteste Tradition Zuo Wang geht auf Sima Cheng Zhen (647 – 735 n. u.Z.) zurück. Bevor man sich in die Sitz-Meditation begibt, soll der Körper gelockert und voller Qi sein. Man sitzt auf einem Kissen, mit gekreuzten Beinen. Aber auch auf einem Stuhl kann man sitzen, wenn man Schwierigkeiten hat mit dem niedrigen Sitz. Wichtig ist eine aufrechte Körperhaltung, mit gerader Wirbelsäule, gerecktem Nacken, hängenden Schultern und entspannter Muskulatur. Darauf haben wir uns mit den Seidenfadenübungen und dem Stehen wie ein Pfahl gut vorbereitet.

Beim Sitzen in Vergessenheit wird nichts besonderes gemacht. Wir zählen nicht die Atemzüge, beschäftigen uns nicht mit Visualisationen und memorieren keine Mantras. Die Hände kommen in den Schoß. Männer nehmen den linken Daumen in die rechte Faust, die von der linken Hand umfasst wird. Frauen machen es umgekehrt. (s. mein Video „Wenn Daoisten grüßen") Die Ellbogen weisen zu den Seiten, nicht nach hinten. Somit bilden die Arme einen Kreis. Die Augen werden leicht geschlossen und mit den sinkenden Lidern gleitet das Bewusstsein zum unteren Dan Tian.

Den Körper kultivieren

Zunächst werden Sie vor allem den Körper wahrnehmen. Sie spüren die Wirbelsäule, die Knie, den Nacken. Überall scheint es zu schmerzen. Die Atmung fällt schwer. Dabei wollen Sie doch einfach ruhig sitzen. Was ist nur los?

Lösen Sie sich von den körperlichen Empfindungen, sonst können Sie jahrelang hocken wie ein Klumpen, ohne auch nur eine Spanne weiter zu kommen. Achten Sie nicht auf diese Signale, werden Sie äußere Reize finden, die ihre Konzentration stören. Da weint ein Kind, ein Auto hupt, jemand redet laut, in der Ferne knattert ein Moped. Wonach riecht es denn hier? Wieso ist es gerade heller geworden? Wie gesagt, machen wir nichts besonderes, zählen nicht den Atem und beachten keine Geräusche. Sie kommen und gehen, ohne Bedeutung.

„Aber ich muss noch einkaufen. Heute Abend kommen Gäste und es fehlt an einigem. Auch sollte ich vielleicht noch Staub saugen. Besser, ich breche für heute die Meditation ab und kümmere mich ..." Nein! Auch andere Wünsche und Begierden, die nun aufsteigen, sind nichts weiter als Schall und Rauch, die Sie getrost durch den Schornstein jagen können.

Qi kultivieren

Die oben beschriebenen Gedanken gehören alle noch zum Körper. Haben Sie dort Ruhe geschaffen, wird sich Qi bemerkbar machen. Sie spüren es im ganzen Körper oder an einigen Stellen. Es wird warm oder fühlt sich leicht an, vielleicht haben Sie Visionen von Licht in verschiedenen Farben. Am Anfang sind Sie überrascht, dann empfinden Sie Freude. Aber das alles hat nicht mehr Wert, als die Geräusche und Gerüche, die Gedanken und Gefühle. Ganz gleich, was Sie empfinden, es ist nur eine Empfindung. Es ist nicht falsch und nichts Besonderes. Es ist das, was es ist. Erstens geht es, wie alles andere, vorüber. Zweitens hat es sich nur in den Vordergrund gedrängt, ist deshalb aber nicht wichtiger als der Rest dieser Welt. Warum also sollten Sie diesem Ereignis besondere Aufmerksamkeit schenken.

Shen kultivieren

Wenn der Geist an nichts mehr haftet, sich von nichts mehr ablenken lässt, sei es auch noch so eine feine Regung, dann beginnt er sich selbst zu beschäftigen. Mit einmal tauchen Bilder auf, wie in einem Traum. Sie hören Geräusche, Stimmen, Musik. Der Geist verspürt ein ungeheuerliches Verlangen, sich diese Bilder anzusehen oder hinzuhören, was dort gesagt wird. Doch dann platzt alles wie eine Seifenblase und die

Vergessenheit ist perdu. Sie sitzen mitten in der altbekannten Welt und fragen sich, was Sie da eigentlich tun. Oder Sie verlieren sich in den Traumwelten und dösen weg. Das ist dann auch keine Meditation.

Aber was will man machen? Es gibt keine Möglichkeit, einzugreifen. Sie können nur üben, praktizieren und warten. Dao stellt sich von selbst ein.

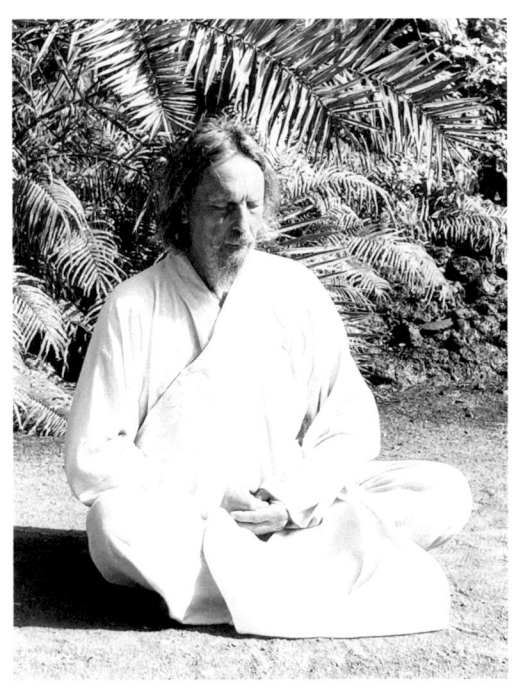

Glossar

Auch wenn die meisten Leser die meisten der wenigen chinesischen Begriffe kennen, möchte ich doch der Ordnung halber einige kurze Erläuterungen anbieten.

Qi - Lebenskraft. Manfred Kubny hat vor Jahren eine dicke Magisterarbeit über dieses Konzept in der chinesischen Kultur geschrieben. Eigentlich ist alles Qi, aber dann gibt es auch wieder Unterscheidungen. Hier, in diesem Zusammenhang, ist das im und um den Körper des Menschen zirkulierende Qi gemeint.

Inneres - zirkuliert in Leitbahnen oder Meridianen und in den inneren Organen.

Wei - Schutz, zirkuliert in der Hautoberfläche und um den Körper. Ist nicht die Aura.

Taijiquan
Baguazhang
Xingyiquan - sogenannte innere Kampfkünste, die im Gegensatz zu den äußeren Kampfkünsten statt Muskelkraft Qi einsetzen. Eine etwas fragwürdige Unterscheidung.

Qigong - moderner Sammelbegriff für eine Vielzahl sehr unterschiedlicher Gesundheitsübungen.

Dan Tian - Zinnoberfeld, ein Bereich im Körper, in dem Qi gespeichert werden kann. Wir unterscheiden in **unteres, mittleres und oberes Dan Tian**. Ersteres befindet sich im Unterbauch, unterhalb des Nabels. Das mittlere Dan Tian wird im Brustkorb, hinter dem Brustbein in Höhe des Herzens lokalisiert. Das obere Dan Tian liegt hinter der Stirn, zwischen den Augenbrauen.

Ma Bu
Gong Bu - Grundstellungen der Beine, werden im Text ausgiebig erklärt.

Yin und Yang - zentrale Begriffe der daoistischen Weltsicht. Sie dienen der Klassifizierung von Objekten, Ereignissen und Erscheinungen. Nichts ist grundsätzlich Yin oder Yang, alles wandelt sich und gilt immer nur im Verhältnis zueinander.

Bai Hui - Hundert Treffen, höchster Punkt auf dem Schädel. Sein Gegenstück ist
Hui Yin - Treffen des Yin, auf dem Damm zwischen Anus und Geschlechtsteil

Zhan Zhuang - Stehen wie ein Pfahl, in wohl allen Schulen und Stilen bekannte Übungsform, in einer bestimmten Position über einen längeren Zeitraum unbeweglich zu stehen.

Zuo Wang - Sitzen und vergessen. Meditationsform

Shen - Geist, hat seinen Sitz im Herzen. Wird unterschieden in menschlichen und himmlischen Geist, Yin Shen und Yang Shen.

Edition 3 Säulen

Schriftenreihe zu Praxis und Theorie des daoistischen Wushu, Qigong und der Philosophie.

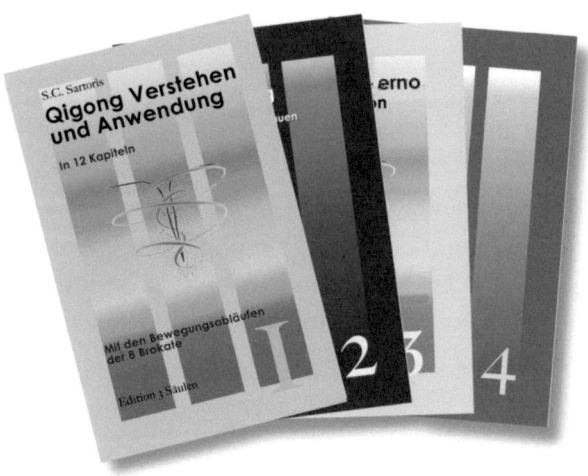

Band 1: vergriffen

Band 2: Xin Xin Ming - Die Inschrift vom Vertrauen in den Geist von Seng Can

Band 3: vergriffen

Band 4: Seidenfaden Qigong

Band 5: Sitzen in Vergessenheit

Band 6: Zhan Zhuang - Stehen wie ein Pfahl

Band 7: 20 Brokate Qigong

Weitere Informationen auf **www.wudang-dao.com**

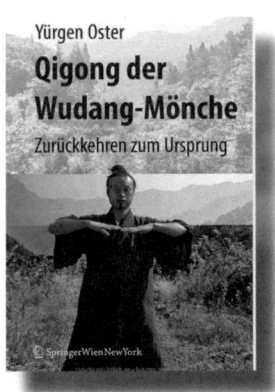

Yürgen Oster

Qigong der Wudang-Mönche

Zurückkehren zum Ursprung

In den Klostern der heiligen Wudang-Berge im Herzen Chinas wird die Tradition der daoistischen Selbstkultivierung lebendig gehalten gemäß dem Leitsatz:

Seiner Natur folgen -
Zurückkehren zum Ursprung

Yürgen Oster schildert hier ausführlich den Ablauf der Qigong - Bewegungen auf verschiedenen Entwicklungsstufen, er informiert über die Kultur des Daoismus und ihre Bedeutung für unser Wohlergehen. Anschaulich zeigt er, wie wir Qigong in unseren Alltag integrieren können. Anhand die Bilderserie, die Schritt für Schritt den Bewegungsablauf begleitet, kann die Folge sehr gut nachvollzogen werden.

SpringerWienNewYork
ISBN 978-3-211-75639-3

Die 18 Wege vom Berg Wudang

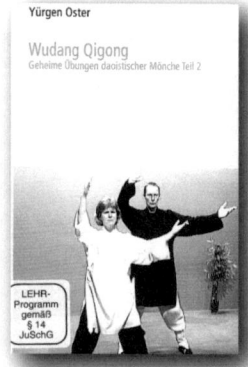

Das Qigong der daoistischen Wudang - Mönche dient der Gesundheit und Langlebigkeit. Die Übungsreihe "Wudangshan Shiba Fa" wird in der Familie Fei aus Nanjing seit über 300 Jahren weitergegeben. Sie besteht aus achtzehn in sich abgeschlossenen Übungen. Durch fließende Übergänge zwischen den einzelnen Bewegungen entsteht ein durchgehender Ablauf.

Beginnend mit symmetrischen Bewegungen in Armen und Beinen, werden die Übungen nach und nach um Gewichtsverlagerungen, leichte Drehungen und größere Stände erweitert.

Yürgen Oster ist ein Meister des Wudang Qigong. Er erklärt die Bewegungen klar und prägnant, auf das Wesentliche reduziert, sodass Sie die Übungen nach und nach erlernen können. Sie brauchen dazu keine besondere Ausrüstung und auch keine besonderen Fähigkeiten. Sie brauchen nur "Gong", beharrliches Üben.

DVD 1 Übungen 1 bis 10
DVD 2 Übungen 11 bis 18
Mehr Infos unter **www.loadmedical.com**

Dao Shi -
Qigong im Wechsel der Jahreszeiten

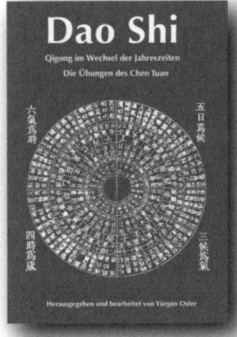 Im chinesischen Kalender ist das Jahr in 24 Perioden eingeteilt. Für jeden dieser Zeitabschnitte gibt es eine Übung, welche von dem daoistischen Gelehrten Chen Tuan (oder Chen Xiyi) aus dem 10. Jahrhundert entwickelt wurden. Der Herausgeber hat die Übungen so weit wie möglich authentisch übertragen und ihnen eine dem westlichen Alltag gemäße Version hinzugestellt. Mit den beigefügten Kommentaren wird dem Leser ein Zugang zum traditionellen Denken der chinesischen Medizin vermittelt.
ISBN 978-3-732-252756

Tai Ji Quan - Das Dao der Bewegung

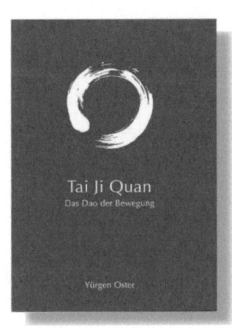 Yürgen Osters Klassiker der Taijiquan Literatur liegt nun in einer völlig überarbeiteten und erweiteren Fassung vor.

Das Buch, das jeder Taijiquan Praktizierende bei sich haben sollte. Als Hardcover mit vielen neuen Abbildungen.
ISBN 978-3735740229

Der zwölfteilige Brokat
und alles andere

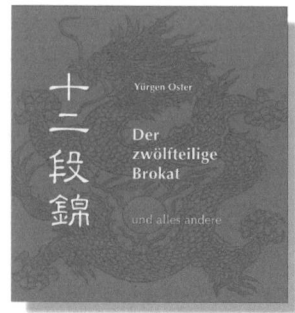

Die Brokate gehören zu den bekanntesten Qigong Übungen. Sie existieren in vielen Versionen, vorwiegend aus 8 Teilen bestehend. Hier macht uns Yürgen Oster mit dem zwölfteiligen Brokat aus Wudangshan bekannt.

Dabei plaudert er humorvoll über all jenes, was es an Hintergrundwissen gibt, erklärt die Vorstellung von Qi Energie oder warum man in China auch Kuchen essen kann, statt auf hohe Berge zu steigen. Ebenso werden kleine anatomische Hinweise zur Bewegungsmechanik gegeben oder es wird über Spiegelneuronen nachgedacht.

Er redet aber auch von harter Arbeit, von Geduld und Ausdauer. Dabei offenbart er die Komplexität des Daseins, entmystifiziert Energieheilung und Wunderglauben und bringt all die wundervollen Seiten des Lebens auf den Boden der Tatsachen.

Paperback ISBN 978-3735784841
Hardcover ISBN 978-3732287185

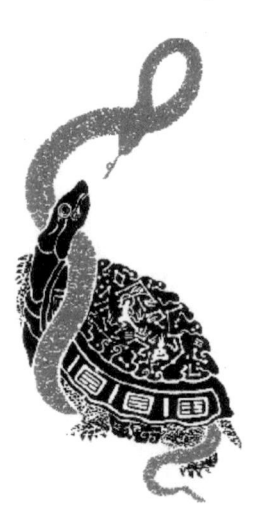